日本專科名醫實證

對症芳療應用全書

HERBAL AROMATHERAPY

綠蔭診療所
橋口玲子◎監修

前言

聽到花草茶，相信許多人首先想到的都是洋甘菊茶。洋甘菊茶帶有柔和甜美的香氣，是相當受歡迎的茶飲。但若喝完只覺得「好喝」，可就辜負了它的許多優點。飲用花草茶有許多好處，例如：①放鬆身心、②改善胃部不適、③緩和肩頸痠痛、④暖身等等。若能了解哪些時候適合以哪些方式利用草本植物，在喝茶休息時就能進行優質的自我保養。

使用精油的芳香療法，也是一種利用草本植物的方式。舉例來說，洋甘菊的精油有德國洋甘菊與羅馬洋甘菊兩種，成分有所不同，利用方法也有些許差異。兩者都有非常怡人的香氣，若能按照各自的用法適時運用，不僅能享受美妙的香味，也能用更完善的方式保養。

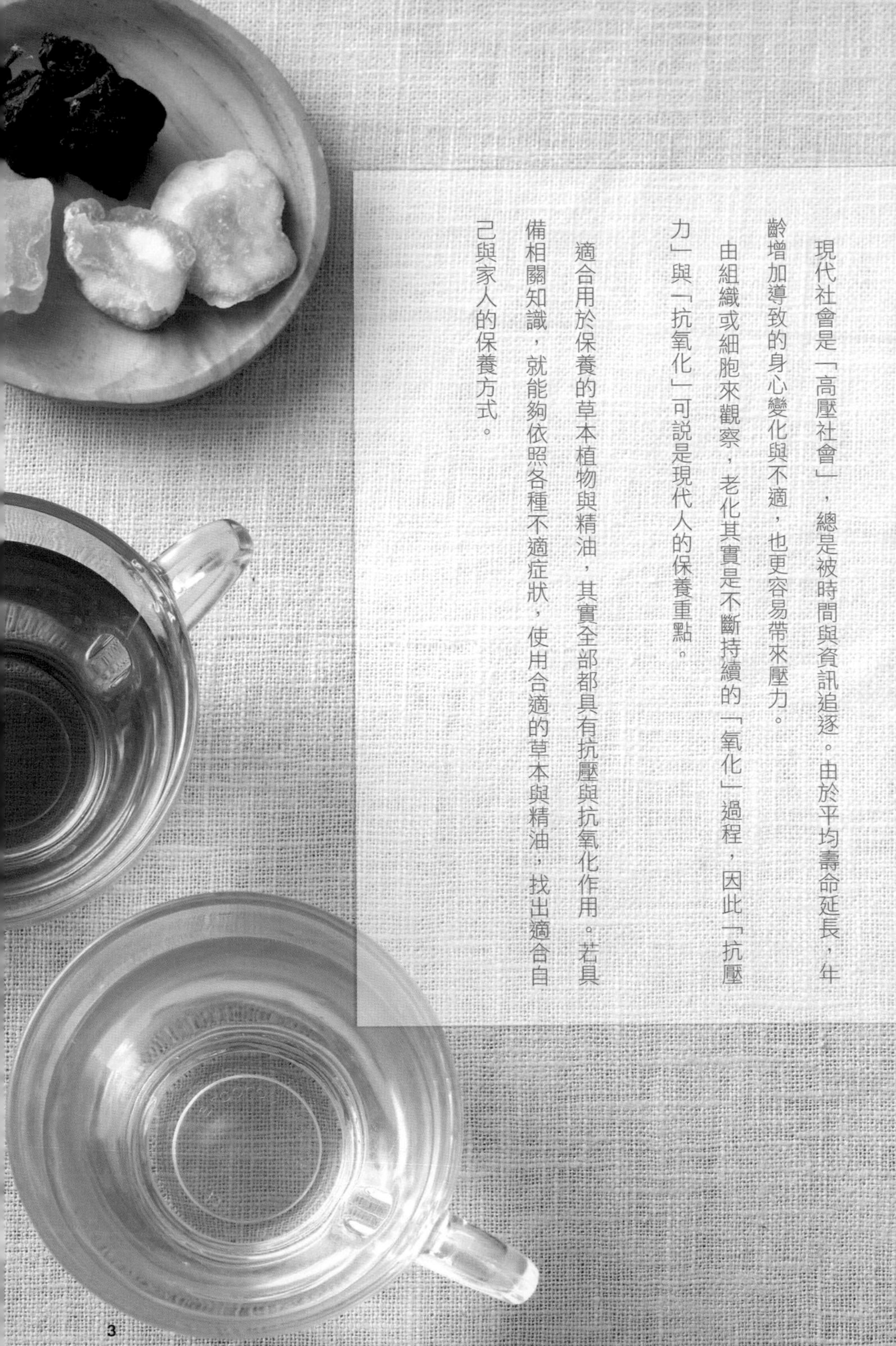

現代社會是「高壓社會」，總是被時間與資訊追逐。由於平均壽命延長，年齡增加導致的身心變化與不適，也更容易帶來壓力。由組織或細胞來觀察，老化其實是不斷持續的「氧化」過程，因此「抗壓力」與「抗氧化」可說是現代人的保養重點。

適合用於保養的草本植物與精油，其實全部都具有抗壓與抗氧化作用。若具備相關知識，就能夠依照各種不適症狀，使用合適的草本與精油，找出適合自己與家人的保養方式。

保養有各種不同的方式，若只是心裡有個模糊的念頭，覺得「必須做些對身體好的事，必須紓解壓力」，很難一直持續下去。從這個出發點來看，花草茶與芳療不但簡單又安全，效果也好，好喝又有好聞的香氣，令人身心舒適。因此不但容易持續，也很適合用來保養。

本書介紹草本植物與精油的特徵、其成分在身體各部位如何發揮作用，以及安全有效的使用方法。不過，為了讓每位讀者都能立刻輕鬆上手，本書挑選較為簡單的方法，芳療也僅利用一至二種精油，不使用過於複雜的複方。

首先，請從PART 2「對應各症狀的保養法」找出現在最令您困擾的不適症狀，按照該頁面的說明，先選購一種花草茶及一種精油來嘗試。若書中列舉出數種精油或植物，請挑選自己喜歡的香味。實際使用時請閱讀PART 1，從中理解草本植物是如何發揮效果，更能幫助您靈活運用。

當然，也有許多疾病無法只靠著保養改善，針對這些須接受醫師治療的症狀，在本書各個章節中都有補充建議。一再堅持「一定要用保養改善症狀」，只會無謂增加自己的壓力。但若因為覺得「年紀大了也沒辦法」、「這就是體質」而放棄，也只會讓身體的不適更加嚴重。

請不要意氣用事，也不要放棄，試著用草本植物與精油輕鬆愉快地自我保養。若本書能引導您開始嘗試草本療法，身為醫師的筆者也會感到十分榮幸。

綠蔭診療所

橋口玲子

Contents

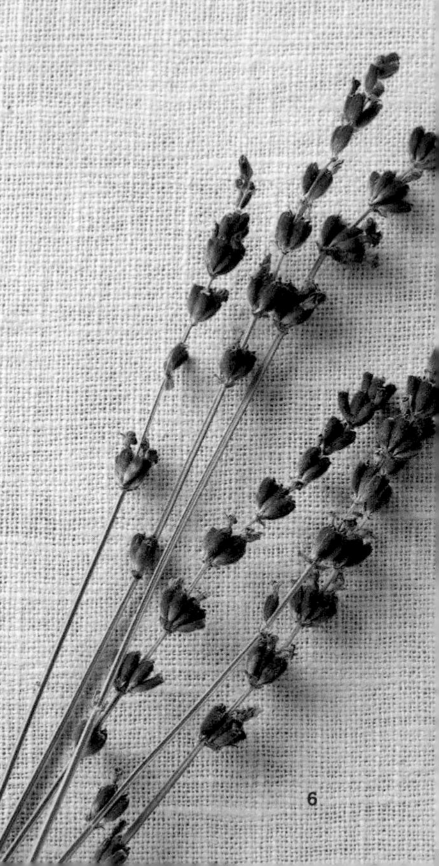

PART 2 對應各症狀的保養法

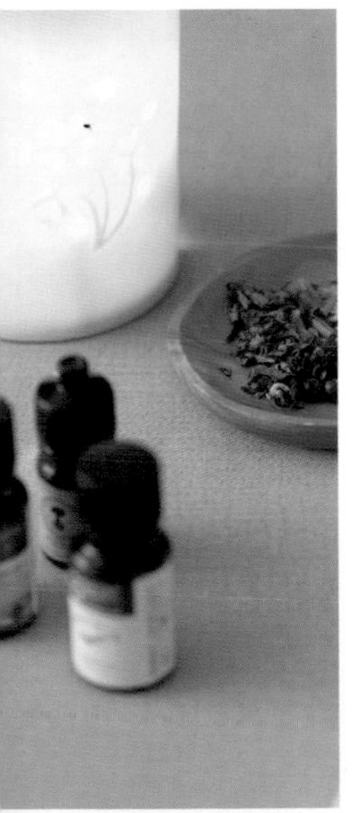

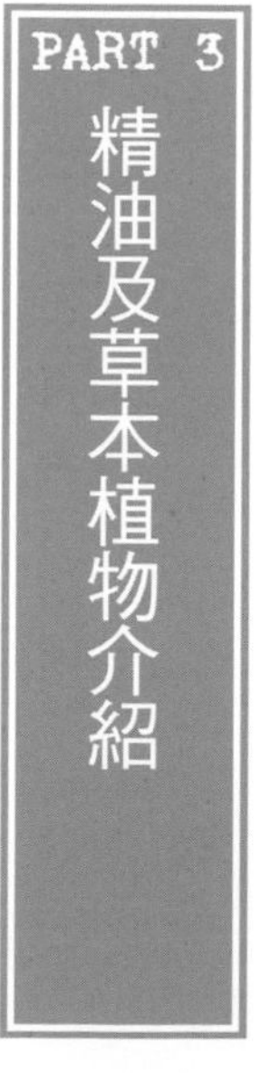

PART 3
精油及草本植物介紹

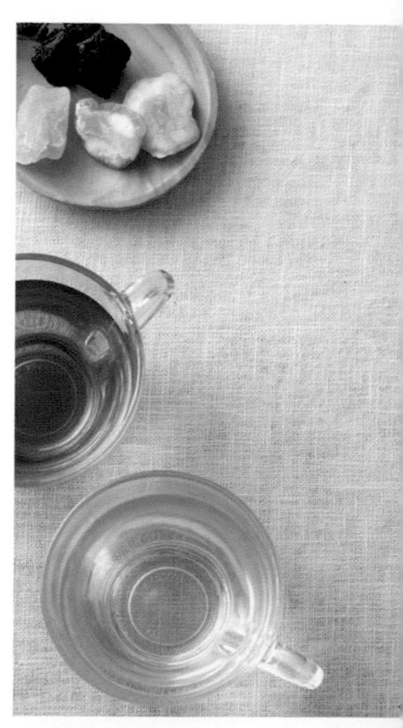

精油介紹

草本植物介紹

關於本書

芳香療法與草本療法雖然對身心有所幫助，但只是一種替代補充療法。症狀嚴重時，請接受醫師診療。此外，若是弄錯使用方法，可能對身體造成負面影響。請仔細閱讀本書及使用說明書，遵守使用時的注意事項。對使用精油或草本植物造成的問題，本書監修人與出版社恕難負責。

Introduction

芳香療法使用精油，享受其美妙香氣，
草本療法則直接利用植物。
兩者都能藉由植物的天然成分舒緩身心，
預防並改善輕微症狀與不適。

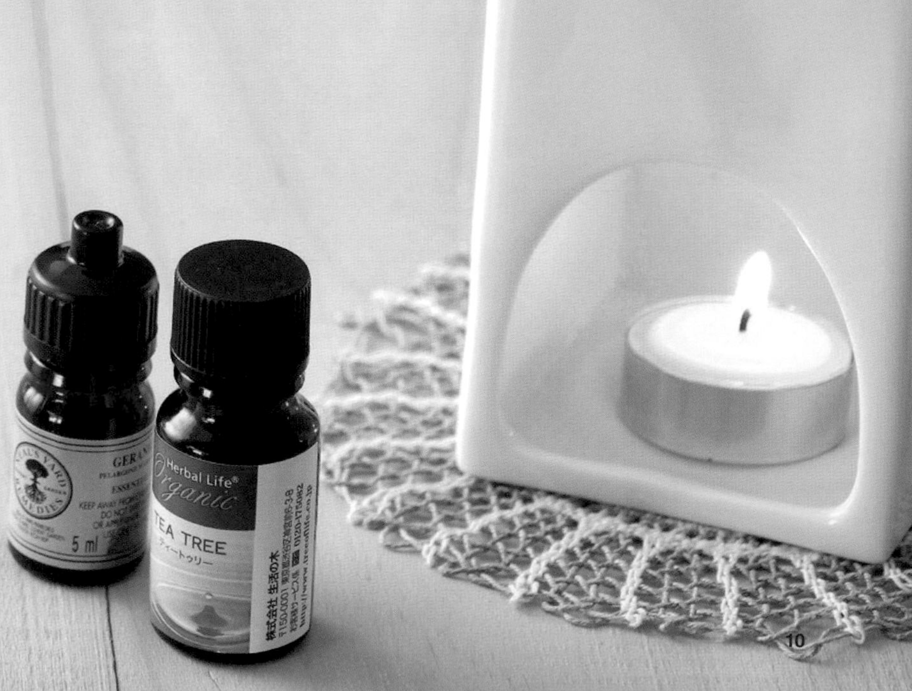

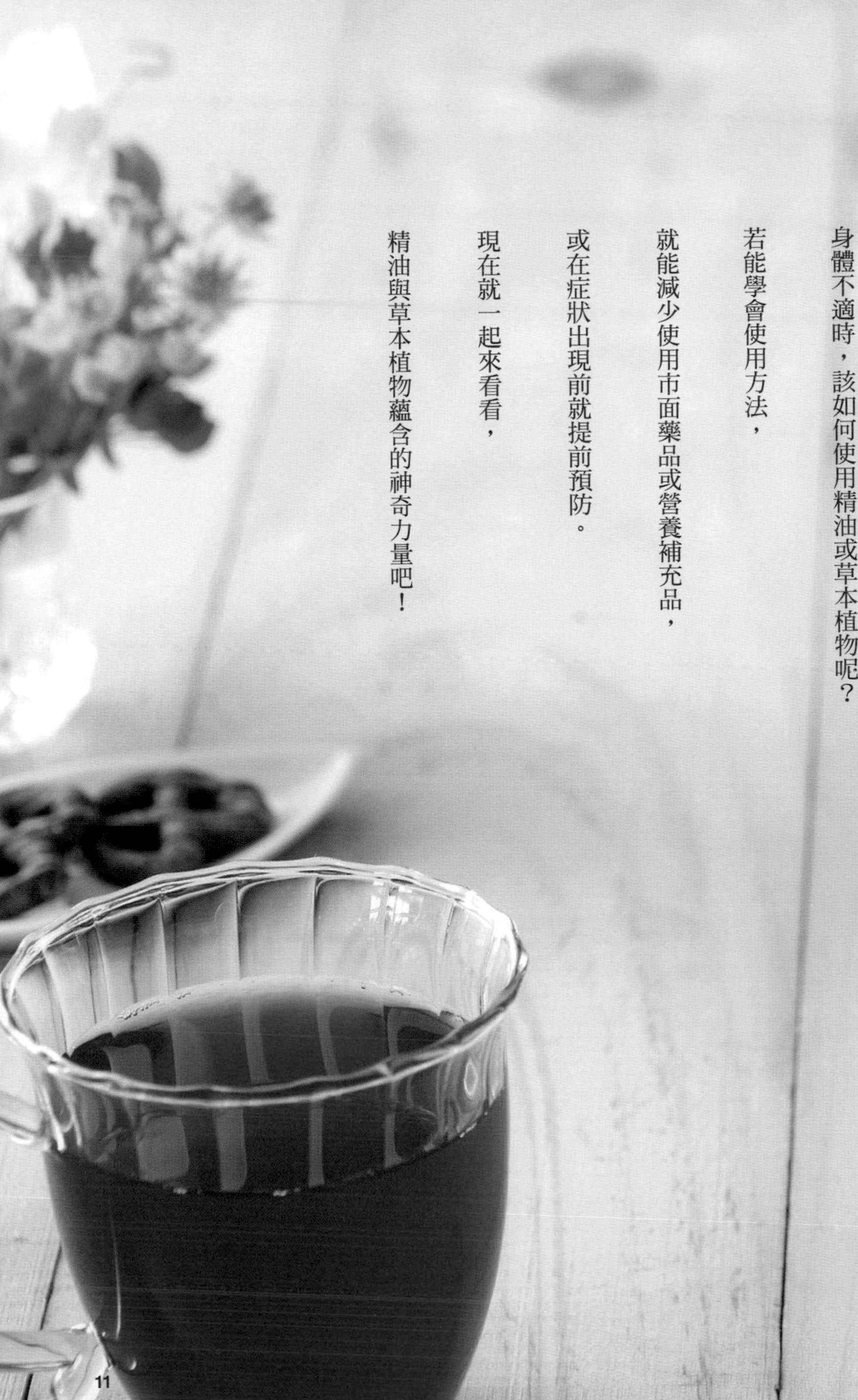

身體不適時，該如何使用精油或草本植物呢？

若能學會使用方法，

就能減少使用市面藥品或營養補充品，

或在症狀出現前就提前預防。

現在就一起來看看，

精油與草本植物蘊含的神奇力量吧！

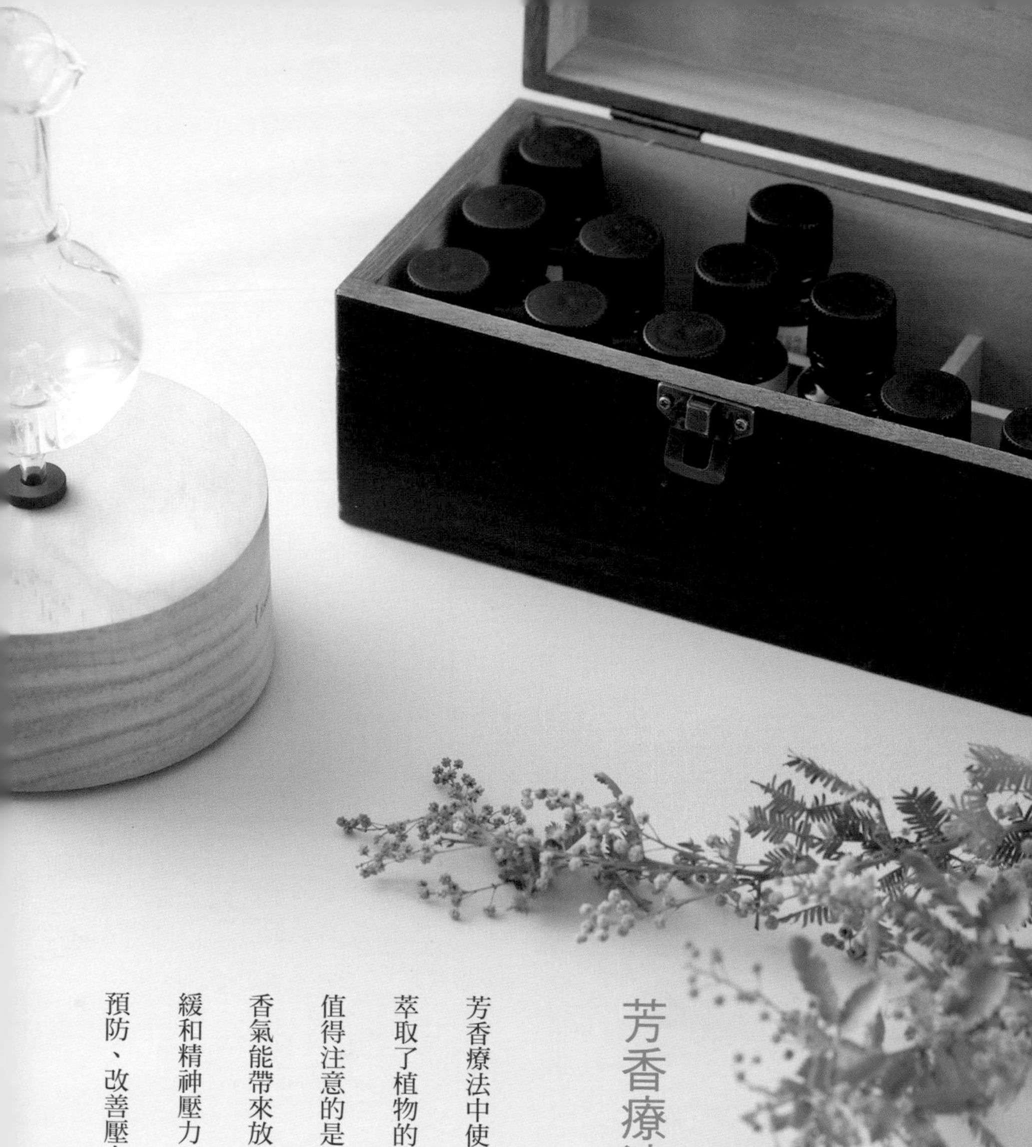

芳香療法是什麼？

芳香療法中使用的精油，
萃取了植物的巨大能量。
值得注意的是，
香氣能帶來放鬆身心的效果，
緩和精神壓力，
預防、改善壓力造成的身體不適。

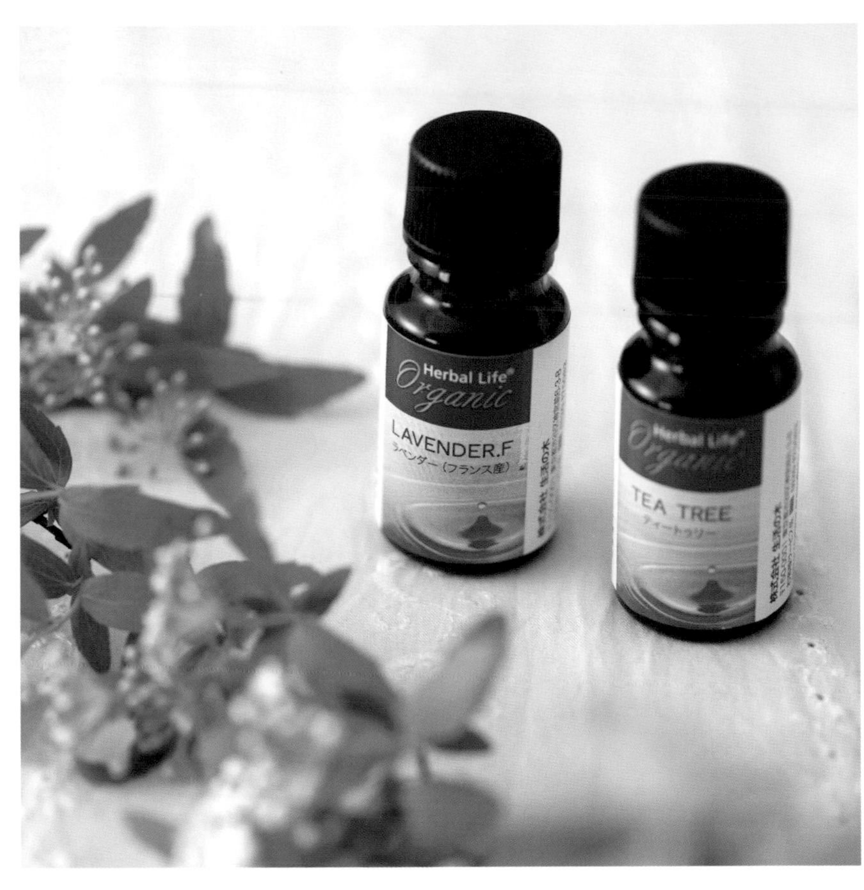

有點累了、感覺到壓力，
想充電一下……
這些時候，就用擴香或精油浴等方式，
讓身心得到休息。
精油按其不同種類，
含有許多對身心有益的效果。
選擇精油時，
以自己覺得「聞起來舒服」為前提，
從中挑選適合自己身體的精油，
更能有效預防、改善身心問題。

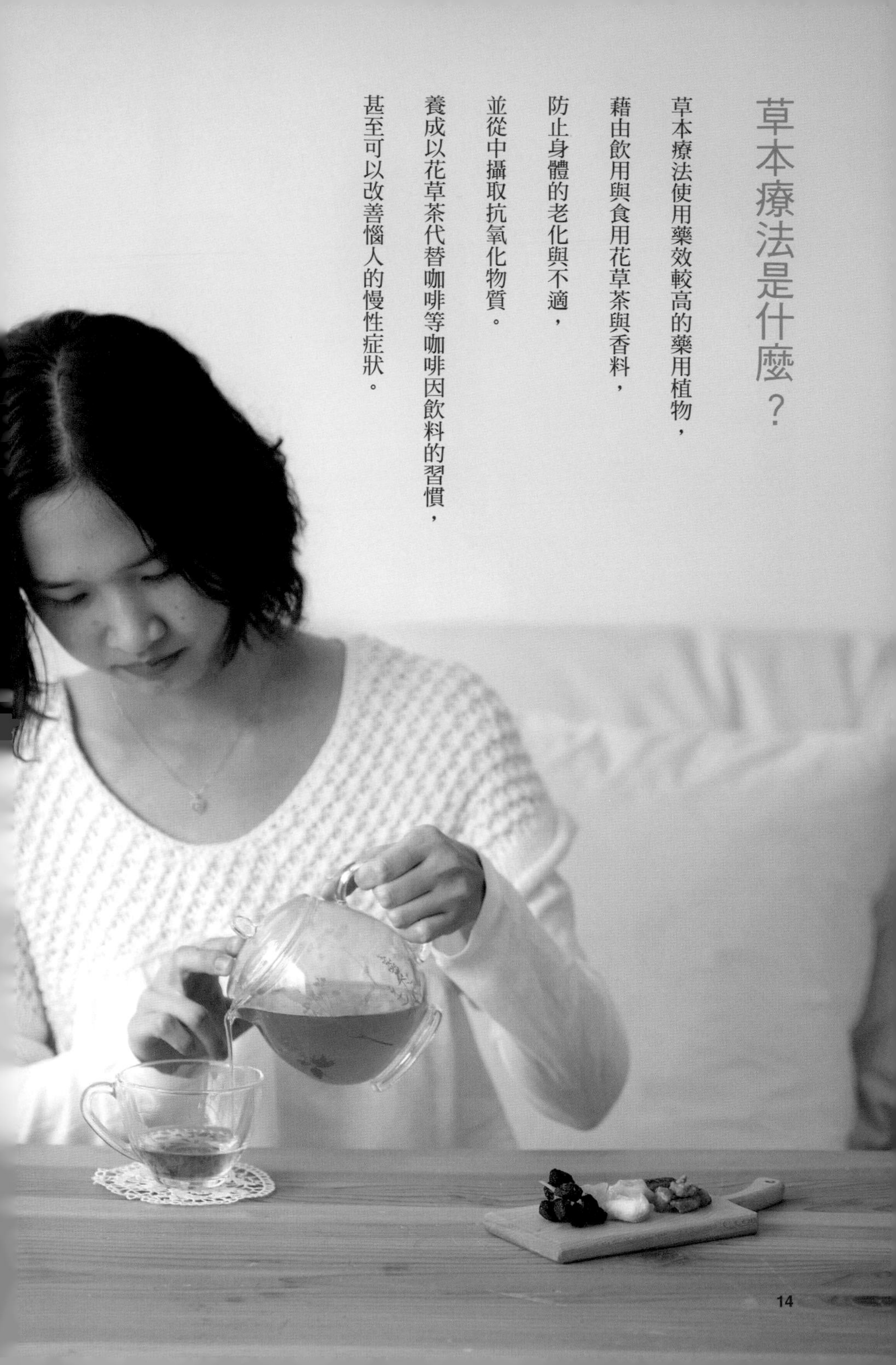

草本療法是什麼？

草本療法使用藥效較高的藥用植物，
藉由飲用與食用花草茶與香料，
防止身體的老化與不適，
並從中攝取抗氧化物質。
養成以花草茶代替咖啡等咖啡因飲料的習慣，
甚至可以改善惱人的慢性症狀。

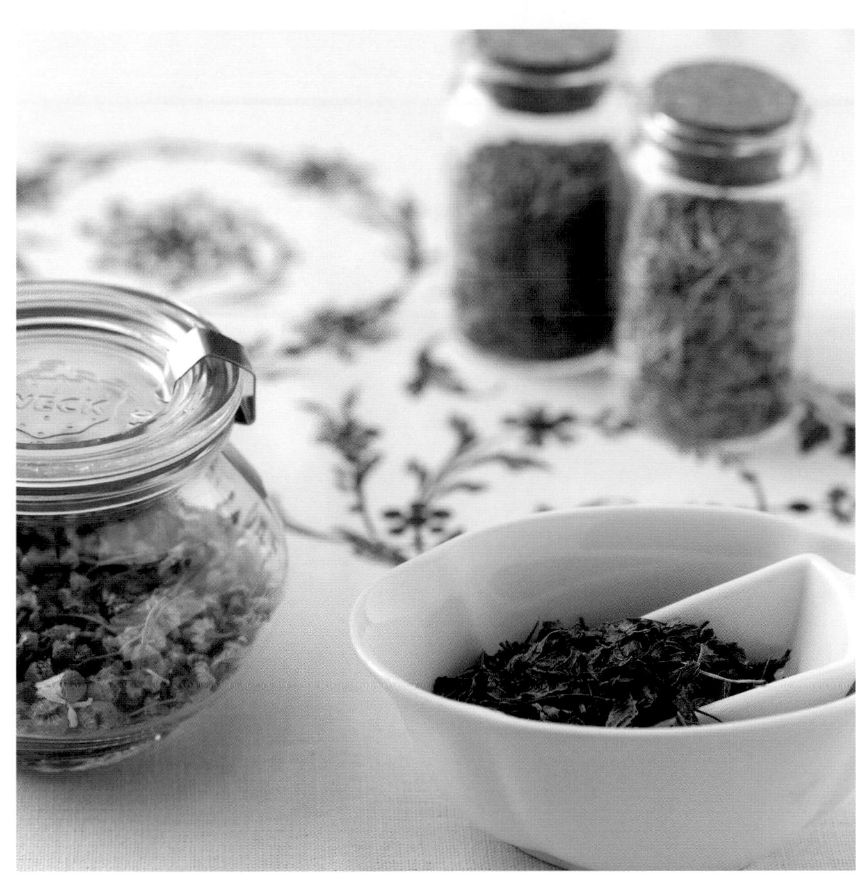

不知道該選擇哪種草本植物時，
建議試試看洋甘菊。
洋甘菊有「萬能藥草」之稱，
以具有極高藥效而聞名。
除了能鎮定精神，
還有能夠修復胃黏膜的效果，
對壓力造成的所有不適症狀，
都能發揮效果。

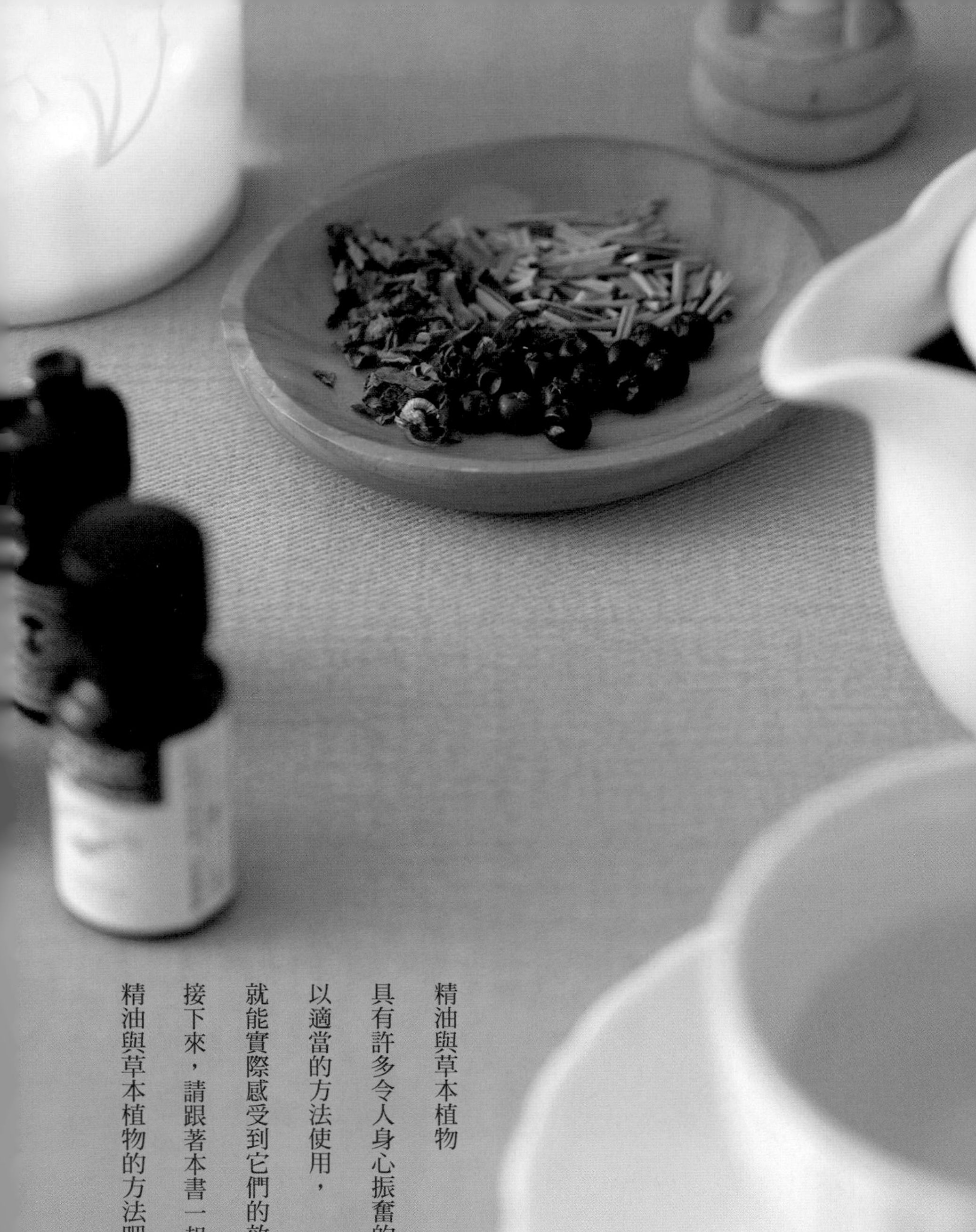

精油與草本植物
具有許多令人身心振奮的功效。
以適當的方法使用，
就能實際感受到它們的效果。
接下來，請跟著本書一起學習靈活運用
精油與草本植物的方法吧！

PART 1

芳香療法與草本療法的基礎

本章彙整了開始使用芳香療法與草本療法前需要的知識。
首先，讓我們一起了解精油與草本植物的效能，
與其對身心產生影響的原理，及安全的使用方法與取得方式。
本章並詳細說明利用方法，請於自行保養時詳加確認。

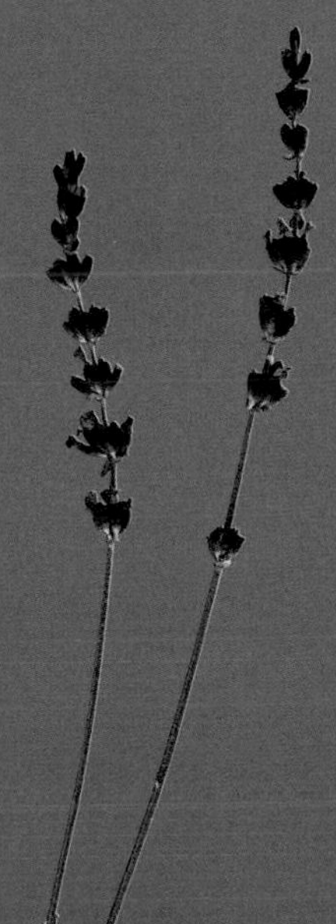

芳香療法與草本療法是什麼？

現在就一起來學習芳香療法與草本療法的基礎知識吧！

重獲肯定的植物之力

自古以來，全世界都將植物用於治療、預防疾病與宗教儀式，植物早已深入人們的日常生活。芳香療法與草本療法可說是這些用法的現代版，能讓人輕鬆體驗植物的效能，是全世界都在使用的療法。

植物原本就有各種不同的功效，在醫療技術發達前，植物也曾扮演治療藥物的角色。到了19世紀，西洋開始萃取植物中的有效成分，並成功將植物當成藥物使用。接著，隨著科技發展，研發出以人工方法合成有效成分的技術後，化學藥品便取代了使用植物的療法。

然而，20世紀後，人們發現了化學藥品的副作用，開始重新檢視偏重疾病治療的現代醫學。這時，芳香療法與草本療法等植物療法便再度受到重視。為了補強現代醫學的缺點與弱點，芳香與草本療法在歐洲等地開始普及，在醫療現場當成替代及補充療法（用來補強或取代一般醫療的療法）使用。芳香與草本療法在自家也能輕鬆進行，且不僅能治療身體，也有療癒心靈的效果，因此頗受青睞。

傳說中親身確認植物功效的神農氏

中國有一位神明神農氏，被奉為「醫藥之神」、「農業始祖」。相傳「神農氏嘗百草」，曾經實際嘗試身邊的各種植物，確認其功效。其實，全世界的人類也都是用自己的身體不斷實驗，方才清楚了解植物的功效。

在日常生活中善用精油與草本植物幫助維持健康

本書將介紹活用芳香療法與草本療法改善身心失調的方法，首先，先來看看芳香療法與草本療法的不同之處。

「芳香療法」指的是利用香氣（aroma）的治療方法（therapy），也就是使用萃取自植物的精油來進行的自然療法。人在嗅聞香味時，嗅覺刺激會立刻傳到大腦，緩解不安與緊張，因此芳香療法的特徵便是具有較強的抗壓作用。

另一方面，「草本療法」則是使用藥效較高的藥用植物進行的自然療法，其中較簡易的方法有飲用花草茶等等。草本療法與精油不同，特徵在於可以藉由內服的方式攝取抗氧化物質。

精油與藥用植物的共通之處，在於可以幫助我們放鬆心情，有緩和精神壓力的作用，還可以預防並治療身體的不適，提高人體原有的自癒力。現代社會屬於「高壓力社會」，重視身體與心靈雙方的保健（全方位保健），芳香療法與草本療法也因此倍受重視。

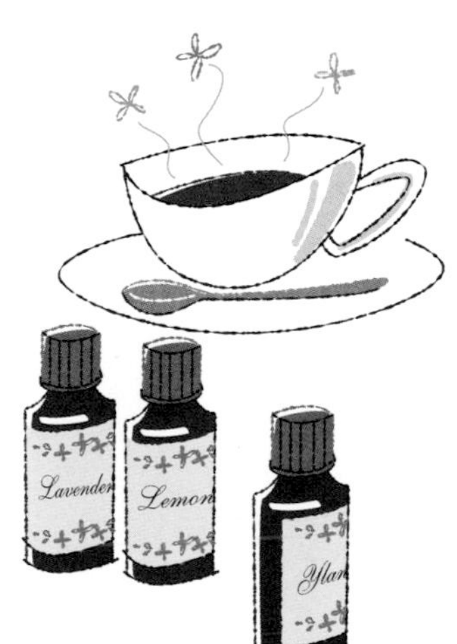

即使是同樣的植物，草本配方與精油的功能也不盡相同？

花草茶可以直接利用植物所有的成分，精油則是只將植物的芳香成分萃出，再製作成液體。有些植物如洋甘菊，其花草茶與精油都是市面上流通的產品，但因使用的成分有所差異，因此效能也不會完全相同。接下來將介紹草本配方與精油各自的特徵與利用方法，現在就一起來了解它們，按照用途靈活運用吧！

植物療法的歷史

一起來看看自古便在全世界使用的植物療法有哪些歷史吧！

數千年前就在醫療中發揮功效的植物

自古開始，人們便進行各種植物的研究。羅馬時代，醫學家——迪奧斯科里德斯（西元40～90年）發表了「藥物論」，由藥理功能分類各地約600種以上的植物。

到了中世紀，阿拉伯醫師伊本．西那（西元980～1037年）建立了由植物中萃取精油的水蒸氣蒸餾法。精油開始用於傳染病等疾病治療。伊本的著作《醫典》也是後世仍持續參考使用的名著。

植物療法於中世紀一度興盛但於19世紀步入衰退

中世紀歐洲主要由教會或修道院提供醫療服務，使用教會的藥草園栽植的草本植物進行治療。在以醫學聞名的義大利薩萊諾，則於10世紀末創立了醫學大學。16世紀左右，開始出現「草藥師」一職。尼可拉斯．卡爾培柏與約翰．傑勒德等植物療法專家也大為活躍。但到了19世紀，化學藥物成為醫學治療的重心，傳統植物療法也就此步入衰退期。

古埃及時代人們便開始研究植物的功效

關於藥效得到認可的植物，最古老的記錄可以追溯到西元前1700年的古埃及時代。在紙莎草古文書中，留下了近700種草本植物的記錄，證明當時已經開始研究草本植物的功效。

邁入20世紀後再度開始發展的芳療

1910年代，法國化學家雷內．摩利斯．蓋特佛塞在實驗中發生意外，導致手嚴重灼傷，蓋特佛塞慌忙抓了手邊的薰衣草精油塗在手上，沒想到傷口便治癒了。之後，他潛心研究精油，於1937年發表了「*Aromathérapie*」，其後被翻譯成各國語言，精油的效果就此廣為人知。蓋特佛塞也發明了「芳香療法」一詞，有「芳療之父」的美稱。

之後，全世界都開始研究芳香療法。1970年代，義大利的保羅．羅維斯提更發現柑橘類的精油對憂鬱症與精神官能症都有效果。

自然療法重獲矚目在日本的發展也倍受期待

邁入20世紀，現代醫學的問題開始受到批評，在歐洲等地，開始出現積極使用植物療法的趨勢。在英國、德國與法國，不具醫師資格的草藥師也可以診療病患，許多人不再因為輕微不適而前往醫院，而是利用草本植物來調理症狀。醫療機構也會在療程中積極使用芳療。

另一方面，在日本將精油或草本植物用於診療，或是能指導其使用方法的醫療機構仍屬稀少。不過，芳療仍成為一種補充代替療法（參照18頁），在醫療與看護機構中逐漸普及，今後的發展倍受期待。

芳療何時開始在日本普及？

1985年日本翻譯並引進了芳療相關書籍，芳療也就此在日本普及。接著又因阪神大地震，香氣的療癒效果備受矚目，1996年，「日本芳療協會（現為「社團法人日本芳香環境協會」）成立，進行芳療推廣活動，芳療也漸漸成為主流。

精油基礎知識

一起學習精油的特性、萃取方式與精油的挑選方法吧！

各種植物精油的萃取部位與功能並不相同

芳療中使用的精油，是由芳香植物萃取的100％天然揮發油。又稱為essential oil。雖然有「油」這個字，但並不是油脂，而是指它具有易溶於油的特性。

據說芳香植物共有約3500種，其中含有精油的植物約200種。各種植物含有精油的部位不同，效能也有所差異。

精油在從植物萃取的過程中，會發生化學變化。因此，精油有時會具有植物本身不具備的有效成分，這些化學物質屬於有機化合物，在精油中共有數十種甚至數百種。一種精油具有各種不同的效果，因此只要一瓶精油，就能對各種身心不適發揮功效。不過，精油會因為光線、高溫與氧氣等產生香味與顏色的變化，保管時須特別留意。

精油的特徵

1. 芳香性（具有強烈的香氣）
2. 揮發性（會在空氣中蒸發）
3. 親油性或脂溶性（難溶於水，易溶於油）
4. 會因光、高溫與氧氣等產生香味與顏色的變化
5. 是有機化合物的聚合體，具有藥效

精油位在植物的哪個部位？

每種植物含有精油的部位都不同，主要是由花（洋甘菊、薰衣草、玫瑰等）、葉（茶樹、天竺葵等）、果皮（甜橙等柑橘類）、樹幹（檀香等）、種子（茴香等）等部位萃取。

植物的「香氣」儲存在油細胞中

植物之所以具有香氣，是因為它含有芳香成分，但並不是整株植物都會香。芳香成分是由植物的分泌腺合成，儲存在一種叫「油細胞」的小袋子裡。各種植物的油細胞位置不同，與其精油的萃取部位有關。

植物含有芳香成分的原因

1. 為了防禦外敵，散發出昆蟲或鳥類討厭的香味
2. 為了繁衍後代，用香味吸引昆蟲或鳥類幫助授粉
3. 植物受傷時為了加速自我修復而分泌
4. 為了製造能量來源
5. 為了適應高溫、低溫、乾燥或潮濕等環境變化

各種香味的揮發速度與持續時間不同

各種植物的精油香氣當然有所不同，在空氣中蒸發的速度與持續時間也有所差異。揮發速度快的精油很快就會發出香氣，但過了10～30分鐘，香氣就會消失。持續時間較長的精油，香氣可維持2小時～半天。此外，香氣也有濃淡的分別，依蘭依蘭或胡椒薄荷等精油，只需極少量就能散發出強烈的香氣，佛手柑精油則只有淡淡的香味。

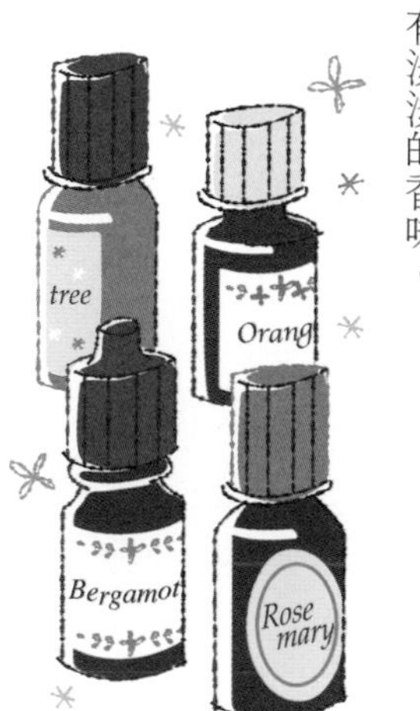

精油成分會因植物生長環境而不同

即使在植物學上是同一種分類，但有的植物會因氣候或土壤等環境不同，萃取出的精油成分也有所差異。差異較大的精油，會以「化學類型」來區分。百里香、尤加利、茶樹與迷迭香就有許多不同的化學類型，市售精油會以「ct.」來標示區分。

大部分精油是以水蒸氣蒸餾法萃取

精油的萃取方法主要分成5種。萃取時會按照精油的特徵，使用最合適的萃取方法。

其中最普遍的方法是10世紀時伊本·西那發明的水蒸氣蒸餾法。這個方法簡單且經濟，也是現在最主流的精油萃取法。特徵是能夠萃取出沸點較高的成分，還可以減少高溫造成的成分變化。不過，有些較纖弱的植物若使用水蒸氣蒸餾法，會使香氣或成分流失，因此這個方法並不適用於所有的植物。

簡單說明一下水蒸氣蒸餾法。首先將植物原料放入蒸餾槽內加熱蒸煮，精油就會揮發在水蒸氣中。接著將含有精油的水蒸氣收集起來，在冷卻槽中放涼，水蒸氣便會成為液體，其中浮在水面上且不溶於水的成分便是精油。

剩下的水分也含有微量水溶性的精油。這些水會做成「芳香蒸餾水」使用，純露或玫瑰水就是這類產品。

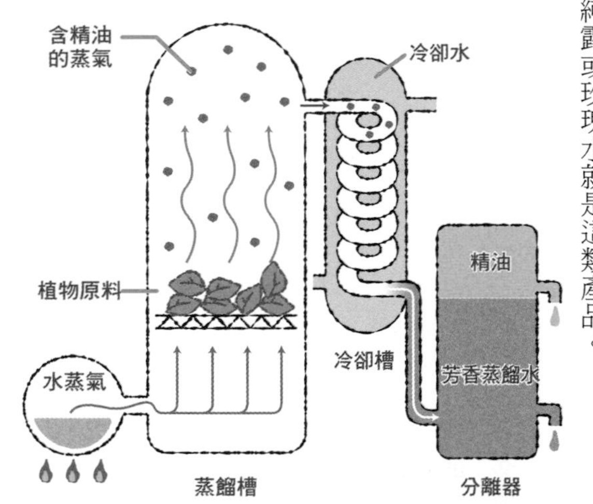

為何精油的價格會因植物的性質而有所差異？

不同種類的精油，價格差異相當大。這是因為植物的精油萃取部位與可萃取量不同，特別是從花萃取出的精油非常少量，例如：玫瑰就要2000 朵才能萃取出1g，因此從花萃取的精油較為昂貴。

壓榨法與揮發性有機溶劑萃取法

橙及檸檬等柑橘類的果皮含有大量精油成分，因此採用以壓榨機榨果皮的「壓榨法」萃取精油。壓榨法適合用於萃取含大量單萜烯、揮發性較強的植物，這種方法的特徵是，取出的精油香氣非常接近原來的植物。

除此之外，還有利用牛油或豬油等油脂吸取芳香成分的「脂吸法」，用液化天然氣當溶劑，瞬間萃取精油的「超臨界流體萃取法」，以及使用石油醚等揮發性有機溶劑萃取精油的「揮發性有機溶劑萃取法」等。這些方法主要用於從無法承受高溫的花朵等部位萃取精油，萃取出的精油稱為「原精（absolute）」。

混合2種以上的精油製造出相乘作用

精油只要1種就有許多作用，同時使用2種以上，便能發揮更多效果。因此，精油常以複方的方式使用，有些精油在組合後會有更好的效果。

例如：薰衣草因含有較多的沈香醇與乙酸沈香酯，與其他的精油混合後，能發揮出更強的效果。相反地，有時混合多種精油會使功效減低，一般而言複方精油都會避免使用6種以上的精油。

精油的香氣也有搭配的適合性差異。保持令人心曠神怡的香氣十分重要，因此搭配精油時不能任意混合。

原精的特徵

有些較脆弱的植物無法使用蒸餾法與壓榨法等一般方式萃取精油，這種植物萃取出的精油稱為「原精」（參照上述說明），特徵是具有強烈的香味與作用，且精油本身會有顏色。許多原精都比較黏稠，市面上看到的有些是稀釋後的產品。註明「Abs.」的精油就代表屬於原精，例如：玫瑰、茉莉、安息香與香草等。

精油對身心產生作用的原理

精油主要藉由三種傳輸途徑，對身心產生作用。

①從嗅覺到大腦

聞到精油的香氣時，芳香成分會到達位於鼻腔最上方的嗅覺受器。嗅覺受器內有嗅覺上皮細胞，當細胞前方的神經纖維嗅毛感應到芳香成分，它的化學訊號會刺激嗅細胞，並轉換為電氣訊號（脈衝）。脈衝經過嗅球與嗅神經束，到達大腦邊緣系統的杏仁核與海馬迴。大腦邊緣系統是控制不安、緊張等情緒與記憶、睡眠的中樞。因此，聞到香味時，我們會感到放鬆，或是想起過去的事。

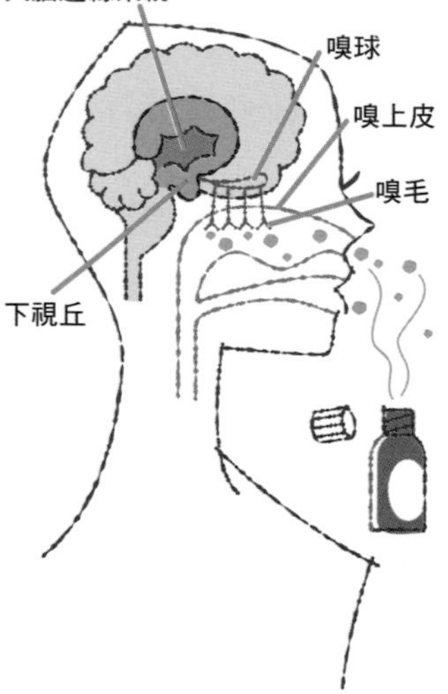

接著，香氣的訊號還會從大腦邊緣系統傳到下視丘。下視丘控制賀爾蒙、自律神經與免疫系統，掌管人體的自我調節功能，因此嗅聞精油時，能藉由賀爾蒙與自律神經對身體造成正面效益。

大腦邊緣系統
嗅球
嗅上皮
嗅毛
下視丘

延續生命不可或缺的嗅覺

香氣的刺激傳達到大腦所需的時間只有不到0.2 秒。因此聞到香味時，會在一瞬間想起過去的回憶。此外，人在判斷究竟是什麼氣味之前，會先感覺這個氣味「是否令人舒服」。因此，嗅覺也是幫助我們迴避危險的警報裝置。

②從肺部到血液

吸入精油後，其成分會到達肺部深處的肺泡。肺泡四周都是微血管，血液中的二氧化碳與空氣中的氧氣在此互換，達成交換氣體的目的。精油成分在肺泡進入微血管，於體內循環後，再次經由肺泡呼氣排出，或是由肝臟分解，藉由排泄物或汗水、尿液排出。

③從皮膚到血液

皮膚從表面往下分為表皮、真皮與皮下組織。表皮有皮脂膜與角質層保護內部不受乾燥與細菌的傷害，但精油分子極小，可通過表皮，進入位於真皮的微血管與淋巴管內，隨著血液或淋巴液在體內循環，運送至全身。

使用含有精油的保養油或化妝水，能從皮膚吸收有效成分，但精油的成分滲透至皮膚底層，需要20～60分鐘。不同的精油成分吸收所需的時間也有所差異。

絕大部分的精油原液都不能直接用於肌膚。請以基底油稀釋後再使用（參照42頁）。

精油用於肌膚時，基底油的功效是什麼？

精油原液直接用於肌膚，會因刺激過強導致發炎等皮膚問題。因此，必須稀釋後再塗抹到肌膚上，稀釋時使用的植物油稱為基底油。因具有將精油成分「輸送（carrier）」到體內的功能，英文叫作carrier oil。因植物油本身也含有藥效成分，與精油的相乘效果值得期待。

精油成分分類及作用

了解精油成分的特徵，就能選擇適合自己體質的精油。

精油具有許多不同的成分，觀察成分，多少可以了解精油具備的效能。以下介紹精油有哪些成分、哪些功能，也可參照31頁的一覽表。

①單萜烯碳氫化合物

幾乎所有的精油都有，是精油中最多的成分。功能有消除瘀血、抗病毒、抗發炎、鎮痛等等。較具代表性的有柑橘類含有的檸檬烯（消除瘀血）、茶樹精油等含有的松油烯（抗病毒及抗發炎）、檸檬草精油等含有的月桂烯（鎮痛）。特徵是無色的流動性液體，香味較弱，揮發性高。即使在低溫下也易於氧化，須於陰暗低溫處保存。

②倍半萜烯碳氫化合物

較具代表性的有德國洋甘菊等精油含有的母菊天藍烴（抗發炎、抗過敏）、依蘭依蘭及薰衣草精油含有的石竹烯（鎮靜、鎮痛）、金合歡烯與沒藥烯等等。

有些倍半萜烯碳氫化合物揮發性低，香氣強烈，調配複方時須少量使用。

蒸餾過程中產生的母菊天藍烴

屬於倍半萜烯碳氫化合物的母菊天藍烴，並不存在植物中，而是在蒸餾過程中產生的物質。特徵是呈現深藍色，以藥效高而聞名，用於製作胃炎藥物、眼藥水、漱口水等多種藥劑及化妝品。

③單萜醇

屬於醇類，功效有抗菌、抗病毒、抗感染、活化免疫、振奮精神等。具代表性的有玫瑰精油含有的香葉醇、薰衣草精油含有的沈香醇、茶樹精油含有的具有高抗菌效果的萜品烯-4-醇，以及香茅醇、薄荷醇等。

④倍半萜醇

屬於醇類，具較強的抗發炎、增強體力、活化免疫等功效，是特定植物含有的成分。具代表性的倍半萜醇有玫瑰精油含有的金合歡醇、德國洋甘菊精油含有的沒藥醇、檀香精油含有的α-檀香醇等。

⑤苯酚

具有抗菌、活化免疫、增強體力等功效。屬於酸性，對肌膚刺激較強，大量使用可能會造成肝臟損傷，須特別小心。具代表性的有帶有辛辣香味的香芹酚、帶有草香的百里酚，以及依蘭依蘭等精油含有的具有刺激性香氣的丁香酚。

⑥醛

醛類特徵是具有強烈香氣，且易氧化。對肌膚刺激較強，使用時須特別注意。醛類具有安定中樞神經的鎮靜作用、抗發炎、抗真菌、降血壓等功效。具代表性的醛類有橙花醛、香茅醛與香葉醛等。

安全好用的醇類精油

醇類主要分為單萜醇與倍半萜醇兩種，毒性低且香味怡人。特徵是對皮膚刺激較弱，對兒童與高齡者來說是較為安全的成分。醇類也是玫瑰、薰衣草、天竺葵、茶樹與橙花的主要成分。

⑦酯

酯類的特徵是有抗痙攣、鎮靜、抗真菌與抗發炎的效果，對肌膚的刺激也較低。是可以安心使用的成分，也是薰衣草與苦橙葉的主成分。具代表性的酯類有乙酸芳樟酯、乙酸香葉酯、乙酸苄酯與白芷酯等。

⑧酮

酮類成分具有溶解黏液、鎮痛、刺激神經等作用，具代表性的酮類有素馨酮、茴香酮、薄荷酮、樟腦與側柏酮等。許多酮類都對神經有毒性，須少量取用，並避免長期使用。

⑨氧化物

具代表性的氧化物有尤加利與迷迭香含有的桉葉油醇。具有優秀的化痰、溶解黏液、振奮精神等功效，常用於呼吸系統症狀。氧化物有時會對肌膚造成刺激，使用時須多留意。沒藥醇氧化物與驅蛔素也屬於此一分類。

⑩內酯

使用壓榨法萃取的柑橘類精油或部份原精會含有少量的內酯成分。功效有溶解黏液與刺激神經等。對皮膚有刺激性與光敏感性，對神經也有毒性。具代表性的內酯類成分有木香油內酯、苯酞、香豆素與佛手柑內酯等。

具有強烈光敏感性的「佛手柑內酯」

佛手柑精油含有一種內酯類成分「佛手柑內酯」。這種成分只要少量就會有強烈的光敏感作用。若在肌膚上使用高濃度的佛手柑精油，又照射日光，會曬黑甚至形成斑點，須多加留意。最近市面上也有推出不含佛手柑內酯的佛手柑精油。

成分分類／主要芳香成分	主要作用	含有大量此成分的精油
①單萜烯碳氫化合物 檸檬烯、松油烯、莰烯、蒎烯、月桂烯	消除瘀血、抗菌、抗病毒、抗發炎、鎮痛、抗發炎	柑橘類、迷迭香、茶樹、絲柏、乳香
②倍半萜烯碳氫化合物 母菊天藍烴、石竹烯、金合歡烯、沒藥烯	抗發炎、抗過敏、鎮靜、鎮痛、抗痙攣	德國洋甘菊、杜松、黑胡椒
③單萜醇 香葉醇、沈香醇、萜品烯-4-醇	抗菌、抗病毒、抗感染、活化免疫、振奮精神	薰衣草、茶樹、橙花、胡椒薄荷、玫瑰、天竺葵
④倍半萜醇 金合歡醇、沒藥醇、α-檀香醇	抗發炎、增強體力、活化免疫、抗過敏	德國洋甘菊、檀香、橙花
⑤苯酚 香芹酚、百里酚、丁香酚	抗菌、活化免疫、增強體力	依蘭依蘭、茴香、玫瑰
⑥醛 檸檬醛、香茅醛、香葉醛	鎮靜、抗發炎、抗真菌、降血壓	檸檬草、香蜂草
⑦酯 乙酸芳樟酯、乙酸香葉酯、乙酸苄酯	抗痙攣、鎮靜、抗真菌、抗發炎、抗病毒	薰衣草、苦橙葉、快樂鼠尾草、茉莉、羅馬洋甘菊
⑧酮 素馨酮、茴香酮、薄荷酮、樟腦、側柏酮	鎮痛、鎮靜、助消化、溶解黏液	羅馬洋甘菊、胡椒薄荷、迷迭香、茉莉
⑨氧化物 桉葉油醇、沒藥醇氧化物、驅蛔素	化痰、溶解黏液、振奮精神	尤加利、迷迭香
⑩內酯 木香油內酯、苯酞、香豆素、佛手柑內酯	溶解黏液、刺激神經	佛手柑

草本植物基礎知識

與精油相較，草本植物的效果較為溫和，特徵是易於使用。

草本植物可以安心使用　建議從最方便的花草茶開始

精油是利用萃取出的植物有效成分，而草本植物則是直接利用植物本身，效果較為溫和，且安全性高，可以輕鬆食用或飲用。

其中最普遍的是花草茶。加入熱水後，植物中含有的多酚與抗氧化維生素等水溶性有效成分會溶解出來，飲用時可透過消化器官攝取。此外，還有直接將草本植物用於料理、當成香辛料使用，或用來釀酒等各種方法。

含有許多抗氧化豐富成分　幫助維持每天的健康

壓力有許多不同的種類（參照108頁）。人體內有一種活性氧的代表性生理活性物質「自由基」，在人感受到任何壓力時，自由基就會增加。自由基會與細菌對抗，也是除去老化細胞時需要的物質，但同時也會使身體的結構成分氧化，因此自由基也是「讓身體老化」的原因之一。自由基會使膽固醇成為壞膽固醇，身體易形成血栓，促使動脈硬化，當體內自由基過多，可能會引發危及生命的嚴重疾病。

草本療法與漢方的差異

漢方屬於中國傳統醫學，一般方劑內約調和了5～20種的草藥。患者服用濃縮了草藥精華的水煎藥或科學中藥。相較之下，草本療法直接利用植物本身，屬於較為質樸的療法。

抗氧化維生素可抑制自由基活化，屬於抗氧化維生素的有維生素C、E、類胡蘿蔔素等。黃綠色蔬菜與水果中都含有豐富的抗氧化維生素，草本植物中也有這些成分。

值得矚目的還有多酚。一般較廣為人知的是紅酒中含有大量多酚，其實草本植物中也含有豐富的多酚。多酚具有優良的抗氧化效果，可以預防身體的氧化。也就是說，草本植物含有許多抗細胞老化成分，每天都攝取草本植物，就能提高自然治癒力，塑造健康的身體。

不但可以享受怡人香氣還具有芳療效果

花草茶中也含有微量的精油成分，因此具有令人心曠神怡的香氣。飲用花草茶時，請先慢慢嗅聞香氣。飲用花草茶可以得到與芳療一樣的嗅覺效能，放鬆身心的效果極佳。

草本植物的效能

1. 含有豐富的抗氧化維生素與多酚等物質，可阻止自由基活化。
2. 含豐富的類黃酮、生物鹼與膳食纖維。
3. 含精油成分，可發揮芳療效果，幫助減輕壓力。
4. 於烹飪中使用，可提升料理的風味。

「草本」的定義是？

在植物學上，草本（herb）指的是「冬季長在地上的部位會枯萎的草本植物」，但一般使用這個詞時也包含針葉樹與闊葉樹。其中含精油或豐富的類黃酮、多酚等有效成分，對身心失調有療效的植物，稱為「藥用植物」。本書中的「草本」，指的就是藥用植物。

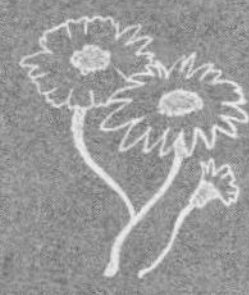

取得方法與使用方法

挑選高品質的精油與草本植物，自我保養才會更有效。

精油

留意合成芳香油！前往專門店採購才安心

想提高保養的效果，必須挑選高品質的精油。含有合成香料的芳香油，可能引起皮膚發炎，或是效果不佳，不適合用於芳療，請務必選擇100％天然成分的精油。選購精油時，挑選有專業店員的專門銷售店較為安心。若是對精油的作用或使用方法有不明白的地方，也可以詢問店員。

選購精油時須確認的事項

- □ 是不是100%天然成分？
- □ 包裝是否有記載原料品名、學名、萃取部位、萃取方法、栽培方法與原產國？
- □ 製造商是不是可以信賴的廠商？
- □ 標籤上是否有註明批號或保存期限？
- □ 有沒有附上成分分析表？

〔保管方法〕

請將精油存放在不會照射到直射日光且能避免高溫的環境，以保持精油品質。精油接觸到空氣容易劣化，請記得關緊瓶蓋。

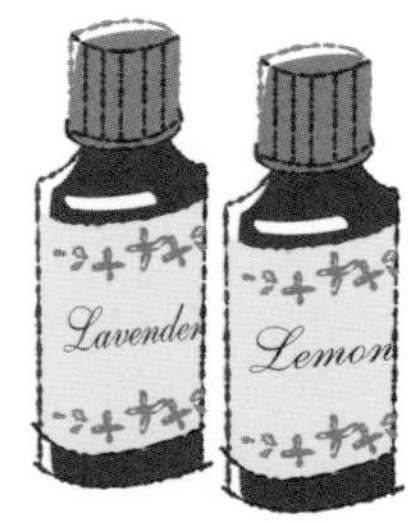

草本植物

乾燥的草本植物也要前往專門店家購買才安心

乾燥的草本植物有時也會當成乾燥花或工藝品使用，因此會當成雜貨販賣。這些市面上的雜貨商品中，有些會額外使用香料，因此購買乾燥的草本植物時，還是要在專門店家購買才安心。此外，市面上也有花草茶的茶包，雖然使用起來比較方便，但風味與效果都較差。

新鮮的草本植物可以購買市面上的可食用產品，也可以自己種。若決定自己栽種，可以在園藝店購買種子或幼苗，購買時須注意有些植物會有非供食用的觀賞用品種。

選購草本植物時須確認的事項

□ **是不是花草茶用的草本植物？**
當成雜貨販賣的植物不能用來泡花草茶。建議購買有機栽培的花草，更加安心。

□ **植物是否新鮮？**
購買新鮮的草本植物時，要挑選外觀水嫩、色澤鮮亮的產品。

□ **使用部位是否符合？**
即使同一株植物，使用部位不同，效果也有差異。

□ **包裝上是否有記載原料品名、學名、栽種方法與原產國？**
請選購包裝上有註明上述資訊的產品。

〔保管方法〕

乾燥草本植物請放入密閉容器，存放於直射日光照不到的地方。建議半年內使用完畢。新鮮植物請用廚房紙巾包起來，冰入冰箱，儘早使用完畢。

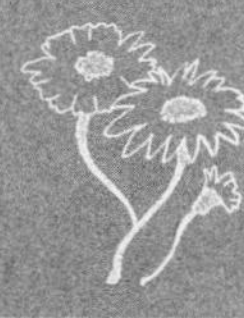

安全注意事項

若是弄錯草本植物的使用方法，可能會對身體造成負面影響。

每種植物有不同的注意事項 使用前須先確認

精油濃縮了植物中的有效成分。許多人都認為天然材料十分安全，但若是弄錯使用方法，可能會引發皮膚炎，甚至對身體有害。請參考以下的注意事項，正確使用精油。另一方面，草本植物的作用較為溫和，也較能安心用於年長者與嬰兒。不過，草本植物也和精油一樣，有些種類不適合大量攝取，有些狀況也不適合使用。使用前請務必確認注意事項。

1 遵守使用量規定

精油並不是「使用量越多，就越有效」。相反地，可能會因為香氣過強，導致頭痛或不舒服，若將原液使用於肌膚，有時還會導致發炎，因此使用量必須特別注意。此外，若習慣了濃烈的香氣，會漸漸難以感覺到香氣。剛開始請先少量使用。有些草本植物並不適合大量攝取，請在使用前先行確認。

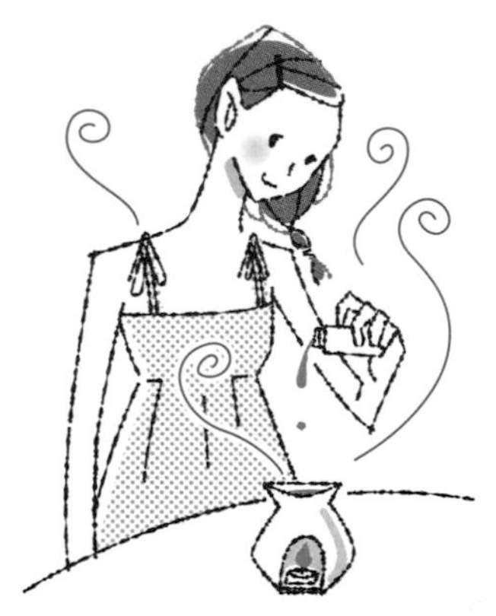

草本植物也有不宜大量攝取的種類，使用前請務必詳加確認。

2 不服用精油

在法國，有時會在醫師的指導下服用精油。有些精油若適量服用，確實不會發生問題，但在日本不建議服用精油。服用精油有時可能造成肝臟或腎臟問題，因此請絕對不要服用。此外，也要注意精油的存放位置，避免孩童不小心誤食。

3 在肌膚上使用精油前須先做敏感性測試

有些人會因為精油而引發皮膚炎，使用精油前，須先做敏感性測試，確認皮膚反應後再使用較為安心。尤其是屬於敏感肌的人，若在測試時感到異常，請立刻洗掉塗抹的精油。無法使用特定種類的精油，並不代表所有的精油都會引發過敏。請換一種精油再試看看。

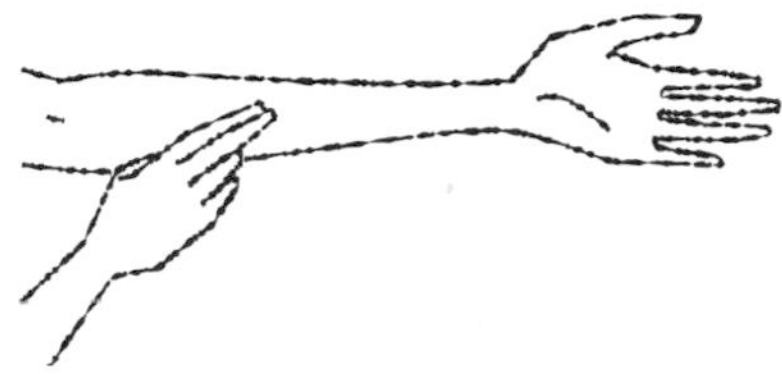

〔肌膚敏感測試的方法〕

在基底油中加入精油，調配至 1% 的濃度（參照42 頁）後，塗抹在手腕內側（塗抹範圍約直徑 1cm），觀察 24 ～ 48 小時，若沒有感到搔癢或起疹子，就沒有問題。

4 外出前避免使用具有光敏感性的精油

若在使用精油沐浴或按摩後，肌膚上還殘留精油的狀態下曝曬在強烈的紫外線下，可能會造成黑斑。代表性的光敏感性精油有佛手柑、葡萄柚、檸檬等，多以柑橘類的精油為主。請避免將這些精油用於肌膚後在白天出門。

5 遵照使用期限

精油有使用期限。標記於瓶罐上，請詳加確認。此外，精油氧化後品質會降低，開封後須盡早使用完畢。柑橘類精油開封後約可保存半年，其他精油約為一年。

草本植物也有保存期限，須多加注意。若只有偶爾飲用，請少量購買。

6 有宿疾者或孕婦須小心使用

有些精油不適合嬰幼兒或有癲癇等疾病的人使用。事前請詳加確認後再使用。此外，有些精油或植物不適合在孕期大量使用，使用前請仔細確認（參照 141 頁）。即使是可安全使用的種類，若是處於對氣味較為敏感的時期，也建議減少用量。

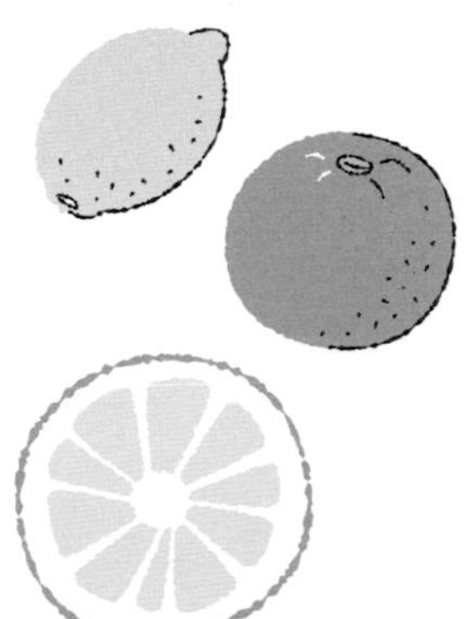

精油與草本植物使用方法

現在就開始以各種方法使用精油與草本植物保養，體會它們的美妙吧！

配合症狀與精油的特性更能提升保養效果

芳療有各種輕鬆方便的方式。即使沒有專用的器具，也可以將精油滴在面紙上，或是加入洗澡水中。不過，不同的精油使用方法，會帶來不同的效果。請配合目的，挑選合適的方法。

大眾常有草本植物＝花草茶的印象，其實，草本植物也可以用於沐浴。當然也可以用於烹飪，或是以濃縮劑的方式攝取。請參照以下的使用方法多加利用。

吸入

利用香氣的嗅覺刺激

吸入法是將1～2滴精油滴在手帕或面紙上嗅聞。這個方法可以在短時間內嗅聞強烈的香氣，適合需要振奮精神時使用。也可以直接嗅聞精油瓶，不過靠太近會造成過強的刺激，因此嗅聞時須避免瓶子過度靠近鼻子。請將瓶蓋打開後，瓶子拿在胸口附近嗅聞，或是將瓶蓋拿到鼻子下方嗅聞殘留的精油香氣。

蒸氣吸入

與蒸氣一起吸入精油成分的方法。在臉盆盛裝熱水，滴入1～2滴精油，再吸入蒸氣。建議在頭上蓋上浴巾，防止蒸氣逸散。這個方法不只可以從肺部吸收精油成分，還可以利用蒸氣滋潤呼吸器官的黏膜，減輕感冒症狀與花粉症。

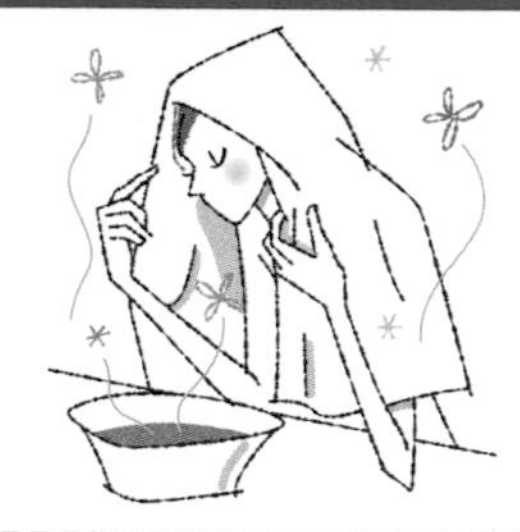

◆注意點

- 蒸氣吸入可能會加劇咳嗽，若有咳嗽症狀請勿使用此方法。
- 使用蒸氣吸入法時，請注意不要被熱水或蒸氣燙傷。

擴香

將精油成分擴散到房間內，打造放鬆舒適空間

擴香是相當普遍的芳療方法。利用擴香器具將精油的有效成分擴散到房間內。用於3～4坪房間時，精油約以4～5滴為適量。也可以用馬克杯盛裝熱水，再滴入精油。

使用擴香時，跟38頁的吸入一樣，芳香成分會經由嗅覺刺激在大腦產生作用，帶來放鬆的效果。挑選具有殺菌、抗病毒效果的精油，還可以淨化空氣、預防感冒。

◆注意點

1天中使用的精油須盡量控制在少量，以溫和的香氣為宜。別忘了定期讓空氣流通。

馬克杯

在馬克杯或小盤子中倒入溫水，滴入1～2滴精油的簡單擴香法，也適合用於工作時。香氣減弱後，再滴入1滴精油。若使用馬克杯，一定要注意避免其他人誤飲。

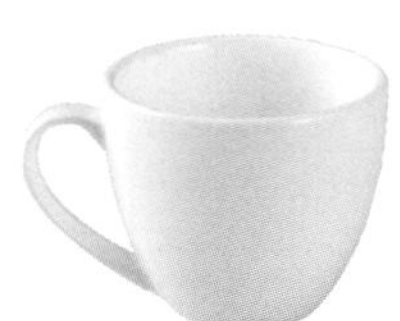

薰香台

將水倒入至7～8分滿，再滴入精油，點燃蠟燭。燭火的溫柔光芒也有療癒效果。不過，薰香台的香氣無法持久。因精油易燃，可能會著火，請勿將精油瓶放在附近。

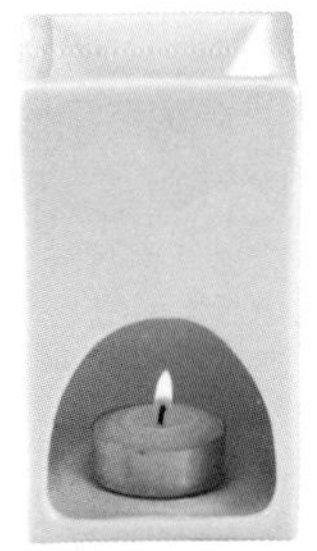

擴香儀

在擴香儀中滴入精油，打開開關。電動式的空氣幫浦會以空氣壓或超音波擴散芳香成分的微粒子。因此擴香儀的擴散力較強，適合用於店面或醫院等候室等寬廣的空間。

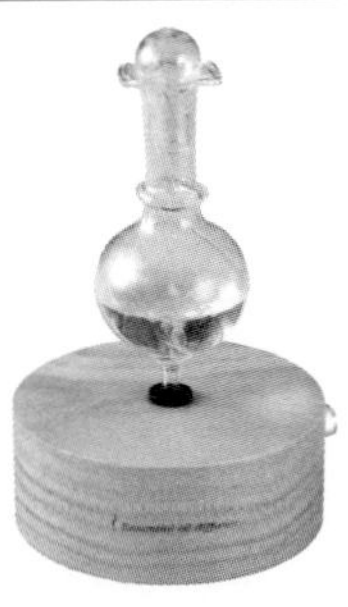

薰香燈

藉由燈泡的熱度加熱精油，擴散香氣。使用時只需在上方的盤子倒入水與精油，打開開關即可。因不使用火，適合有孩童或寵物的家庭使用。也可用來代替房間的照明或腳燈。

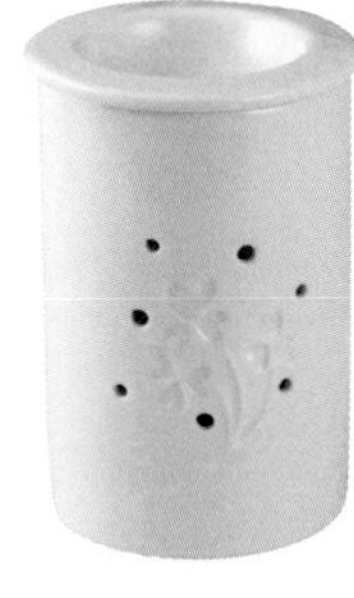

 精油浴

緩解身心緊張，消除一天的疲勞

將精油或草本植物萃取液加入浴缸泡澡。在享受怡人香氣的同時悠閒泡澡，可以緩解身心的緊張，促進血液循環。不僅可以消除疲勞，還可以緩和精神壓力。此外，加在泡澡水內稀釋過後精油濃度較低，因此效果較低，但仍可以從皮膚吸收精油的成分。想保養身體局部時，可使用較全身浴更高的稀釋濃度浸泡，直接溫熱患部。例如：肩頸痠痛可泡手，腿部水腫可以泡腳，痔瘡或月經問題可採用盆浴等，視症狀決定保養方法。

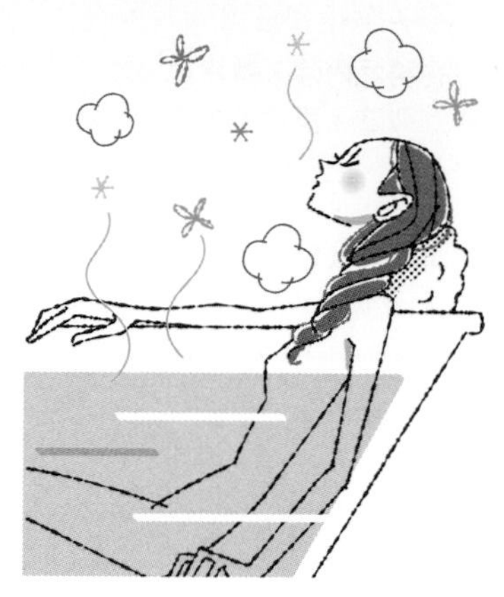

使用精油的方法

浴缸放好熱水，滴入3～5滴精油後充分攪拌再泡澡。泡澡水選用溫水，給自己充分的時間盡情泡澡，更能提升放鬆效果。一邊享受香氣，一邊以悠閒的心情泡澡吧！

point

蒸氣會散發精油的香味，因此精油不需滴太多。精油與水不易融合，建議在事前先將精油加入鹽、蜂蜜、牛奶或鮮奶油中混合再使用。此外，精油容易揮發，最好在泡澡前再加入水中，過了一段時間再補充精油。

使用草本植物時

將大量乾燥植物放入鍋子熬煮出濃稠的汁液，過濾後加入浴缸中泡澡。也可以將第二泡過後的花草茶用煮的方式煮出汁液泡澡。

point

將乾燥或新鮮植物直接放入浴缸，也是可行的方式。但這種方法雖然有香氣，卻幾乎無法釋放出有效成分，還是用熬煮出的濃稠汁液才較有效。有些植物的殘渣會附著在浴缸內，泡澡後請立刻清洗浴缸。

泡腳的方法

在水桶或較深的臉盆中放40度左右的溫水，滴入1～2滴精油，充分攪拌後浸泡至腳踝附近約10～15分鐘。水變冷之後請再加熱水。泡腳可以有效改善腿部水腫、肌肉痠痛與身體發冷等問題。

泡手的方法

在臉盆或洗臉台放40度左右的溫水，滴入1～2滴精油，充分攪拌後浸泡雙手（約泡到手腕上方）10～15分鐘。水變冷之後請再加熱水。泡手可以改善肩頸痠痛與身體發冷等問題。

濕敷

適合用於緩和局部的不適症狀

在臉盆內注入熱水或冷水，滴入精油或植物的萃取液，再將毛巾或紗布浸泡入水中，敷在患部上。適合用於緩解眼睛疲勞、肩頸痠痛、腰痛、扭傷、生理痛等局部症狀。

使用冷水冷敷，可於運動後舒緩身體。使用熱水熱敷，則可以促進血液循環，緩和疼痛。濕敷時請選用對肌膚較不刺激的精油。

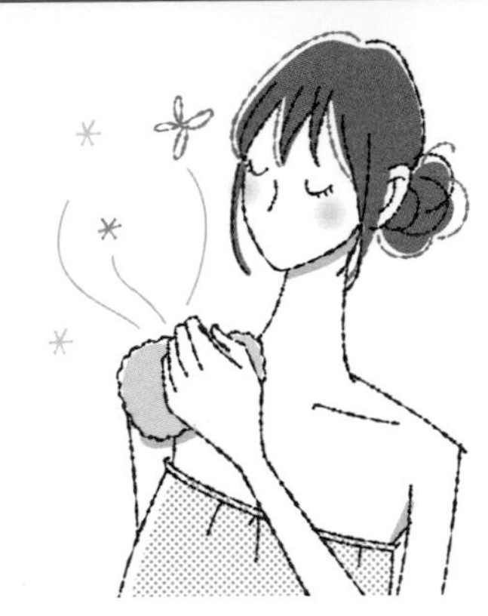

方法

在臉盆內注入熱水或冷水，滴入1～2滴精油或植物萃取液。將乾淨的毛巾或紗布泡入水中，盡量扭乾後敷在患部上。

◆注意點

使用精油前，請先完成敏感性測試（參照37頁）。將毛巾敷在眼睛上時，請一定要閉上眼睛。

塗抹

塗抹在患部上經由肌膚吸收有效成分

在基底油（植物油）、融化的乳油木果油或蜜蠟中加入精油，塗抹在患部上。除了可以藉由香味達到放鬆的效果，還可以經由肌膚吸收精油成分。當皮膚發炎，或是有喉嚨痛等呼吸器官症狀時，這個方法就能派上用場。可將製作好的精油油膏放入保存容器中，隨身攜帶使用。

方法

在基底油中加入精油，製作出濃度1～2%的精油稀釋油（參照42頁）。若以乳油木果油或蜜蠟代替基底油，保濕效果更佳。

◆注意點

請挑選適合自己膚質的基底油。精油容易揮發，請不要大量製作存放，建議需使用時再少量製作。

按摩

使精油成分滲透至肌膚深處
同時緩解緊繃的身心

將精油加入基底油中，拿來按摩。除了一般的按摩效果，還有精油香氣帶來的放鬆，以及精油與基底油的成分滲透至肌膚深處等效果。精油按摩可以讓身心都放鬆，不僅可以用在自己身上，也可以幫別人服務，可以成為與伴侶、家人交流的一種方式。

身體狀況不佳或皮膚有問題時，請避免按摩。最好的時機是沐浴過後，血液循環順暢時。按摩後，為了讓精油成分滲透肌膚，請不要洗去按摩油。若是不喜歡按摩油停留在肌膚上的觸感，請用毛巾輕輕擦拭。

◇關於精油的稀釋濃度

將精油原液直接用於肌膚很危險，因此會加入基底油稀釋。基底油內加入精油的濃度，稱為「稀釋濃度」，用來保養時，濃度以 1 ～ 2% 為宜。精油量過高時，可能會引起皮膚發炎，請務必遵守用量。

精油滴數計算方法

①製作 30ml 稀釋濃度 1% 的按摩油時，精油的 ml 數為：

30mℓ×0.01=0.3mℓ

②精油 1 滴約為 0.05ml，因此需要量為：

0.3mℓ÷0.05=6滴

調和稀釋油時，請按照上述方式計算精油的量。若是要塗抹在臉或敏感部位上，請將精油的濃度控制在 0.5% 上下。

製作1%的稀釋油時

基底油量	精油量
5mℓ	1滴
10mℓ	2滴
20mℓ	4滴
30mℓ	6滴

上述數值為參考值。嚴格計算稀釋濃度時，請從基底油量中扣除精油量（滴數 ×0.05ml），重新計算使用的基底油量。

基本的按摩油調製方法

將基底油與精油倒入容器中，充分混和。調製時須計算基底油與精油的量，製作濃度為 1 ～ 2% 的按摩油。若使用在臉部或敏感部位，請再調降濃度。盡量不要調製過多份量，使用時再製作即可。

◇注意点

若需保存按摩油，請倒入不透光瓶罐中，並於 1 個月內使用完畢。

〔基本的按摩技巧〕

將按摩油倒在手上，用掌心溫熱它，接著塗在欲按摩的部位，順著淋巴液的流動從末梢輕柔按摩到中樞。按摩最重要的就是要「舒服」。以下介紹4個基本的按摩技巧，實際進行時，不需拘泥於技巧，輕柔的碰觸或撫摸也有充分的效果。強度與次數請隨自己的喜好安排。

摩挲

是最一般的方法，手像在肌膚上滑動一樣輕輕從淋巴液流動的末梢向中樞摩挲。可以緩解身體的僵硬，促進血液循環，具有極佳的放鬆效果。

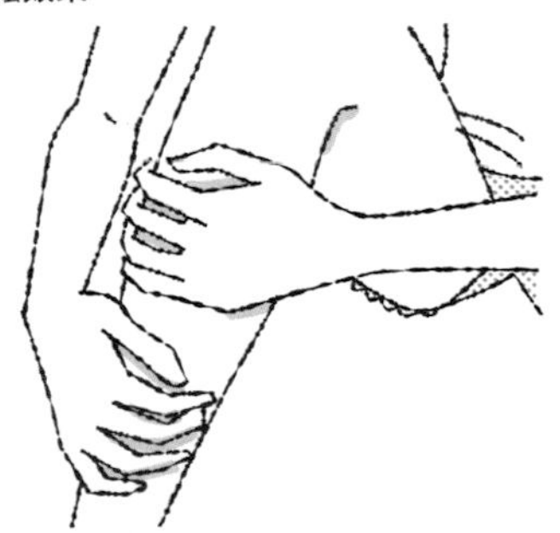

揉捏

用掌心或手指施加壓力，揉捏身體。可以緩解緊繃的肌肉，促進新陳代謝。緩慢按摩也可提高放鬆效果。

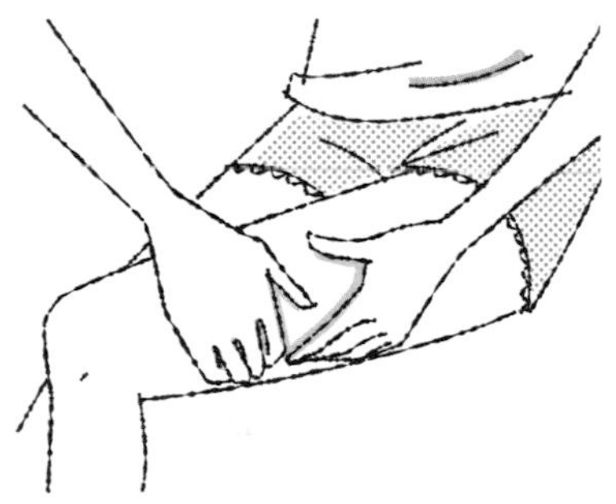

按壓

用掌心或手指輕輕按壓。可對身體深處發揮效果，緩和神經痛，減輕僵硬與痠痛。

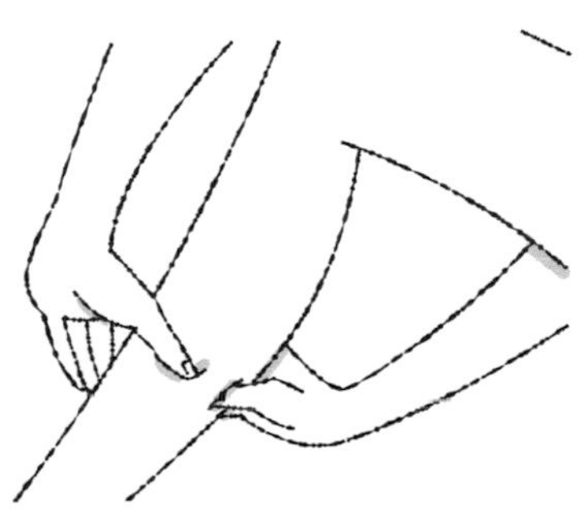

敲打

用手或手指、拳頭有節奏性地敲打身體。連續性的刺激可以緩和神經痛、促進肌肉血液循環。請使用不同的強弱度，以一定的節奏敲打。

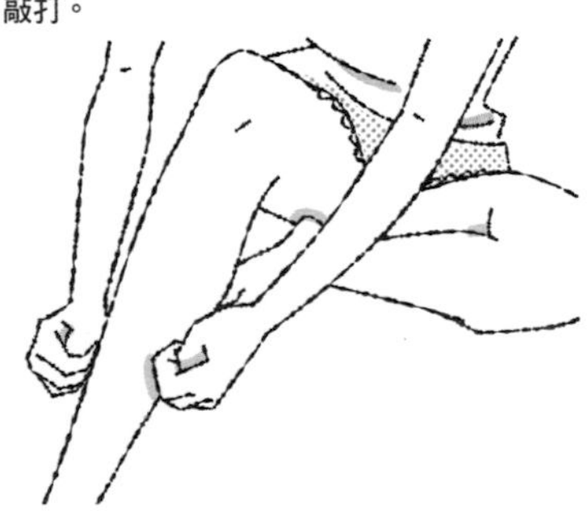

 花草茶

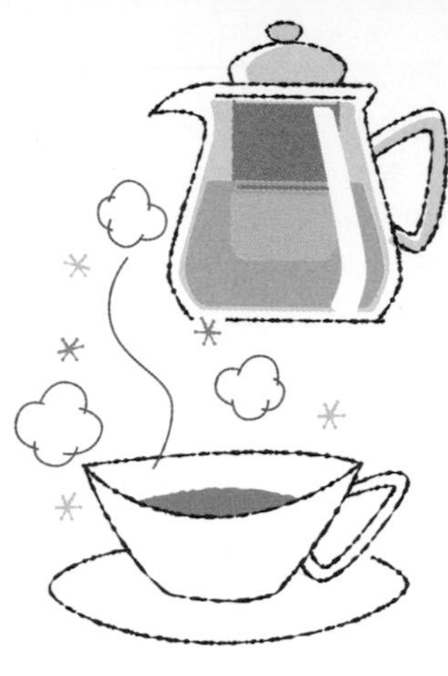

不僅可以飲用 還可用來漱口

泡成花草茶飲用，是最能輕鬆攝取草本精華的方式。建議搭配2～3種花草飲用。若是想緩和急性感冒症狀，1天約飲用4～5杯為宜。需緩解身體發冷等慢性症狀或單純保健時，建議1天喝1～2杯並長期飲用。

除了飲用之外，花草茶也可以放涼之後用來漱口。舉例來說，德國洋甘菊對嘴破與感冒造成的喉嚨痛都有不錯的效果。花草茶通常只會泡一次，若是要用來漱口，可以利用第二次回沖的茶水。

使用乾燥草本植物泡花草茶的方法

所需材料（1人份）

乾燥草本植物2～3g
（約為3隻手指捏起來一撮）
熱水……200cc
茶壺
杯子
濾茶網

＊也可用小鍋子煮沸開水，水滾後關火放入草本植物。使用此法一樣要蓋緊鍋蓋，避免揮發性成分流失。

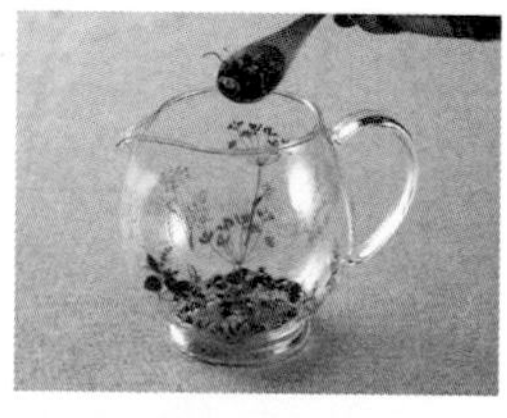

1 將乾燥草本植物倒入事先熱好的茶壺內。

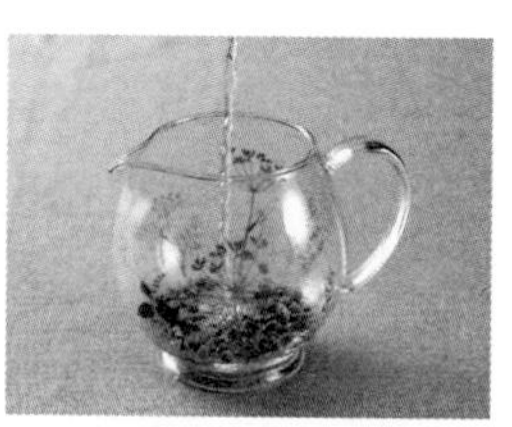

2 將熱水注入茶壺內。蓋上茶壺蓋子，避免揮發性成分流失。

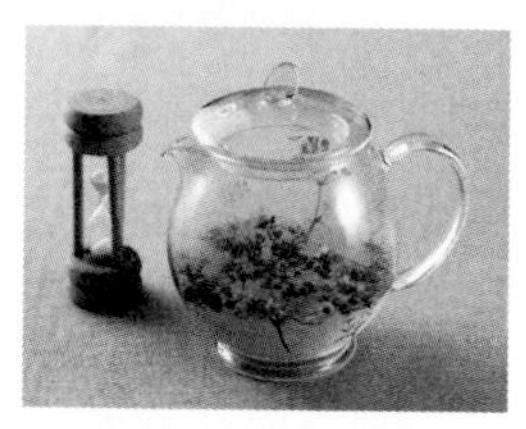

3 燜泡茶水。花或較軟的葉子約泡3分鐘，較硬的葉子或莖約泡5分鐘。

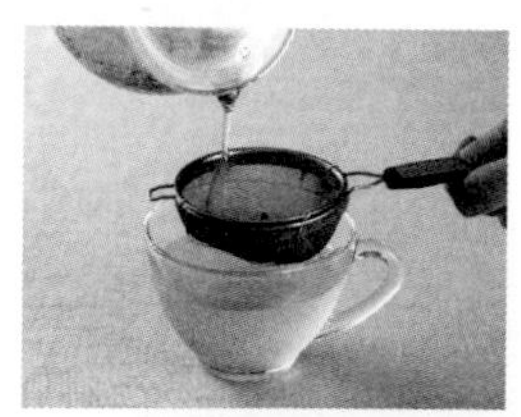

4 將濾茶網放在事先熱好的茶杯上，倒入泡好的花草茶。

花草茶的飲用方法

1 搭配幾種不同的花草

混合2～3種不同的花草，便能品嚐自己獨創的好滋味。不喜歡的花草若是能搭配喜歡的花草，也會較易入口。搭配不同種類的花草時，1人份的總量約為2～3g。

2 使用新鮮花草

薄荷或檸檬馬鞭草建議使用新鮮的植株。若使用新鮮的花草，請準備乾燥花草的2～3倍量。泡茶方法與乾燥花草相同，但需要燜久一點。

3 加入蜂蜜或牛奶

想增添一些甜味時，可以加點蜂蜜或果醬等甜度較溫和的調味品，花草茶會更好喝。洋甘菊茶也建議加入牛奶飲用，或是直接使用牛奶來煮茶。

4 做成冰花草茶

夏天可以加入冰塊，做成冰花草茶享用。使用的花草量必須是泡熱茶時的2～3倍，才能泡出較濃的茶水。若一次泡太大量沒喝完，有效成分會漸漸揮發，建議要喝時再泡。

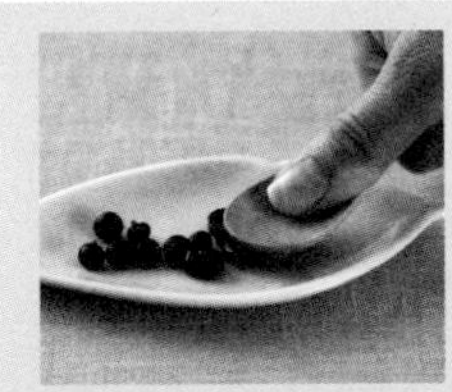

point　使用果實或種子泡茶時

使用茴香、小豆蔻或杜松等堅硬的果實或種子泡茶時，請用湯匙背面輕輕將果實壓扁，成分較易溶出。

濃縮劑（保健食品）

花草茶不但泡起來輕鬆，還可以全家一起享用。不過，並不是所有的草本植物泡成茶都會好喝。許多植物具有苦味、獨特的味道或氣味。這類植物以健康補充品的方式攝取，較為方便。

濃縮劑也有許多不同的種類，市面上流通的保健食品有將植物直接磨成粉末，製作成藥片或是膠囊，或是以酒精或水萃取成分，製成精華液或藥酒，或將種子中的油脂製作成膠囊等等。

不過，這些產品中有些具有接近藥物的效果。因此，若本身已經在服用藥物，或是身體狀況不適合，請避免服用。購買時請詳加確認。

香草料理

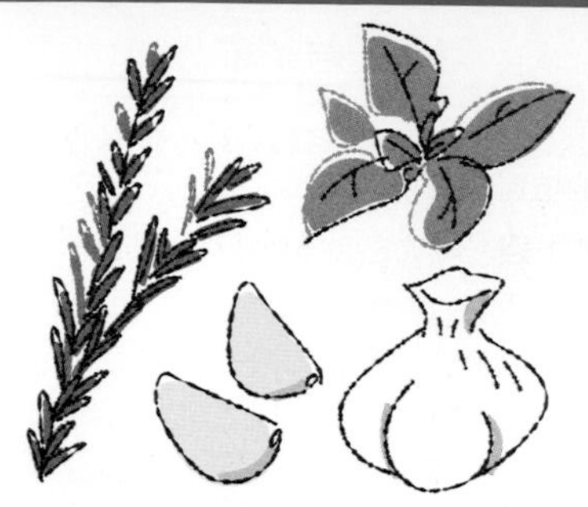

將草本植物積極用於每天的料理中

試著將適合用於增添風味的草本植物，積極用於每天的料理吧！草本植物有許多使用方法，可以直接使用，或是做成香辛料、香草油、香草醋等，同時還可以增加料理的菜色。

直接用於料理的植物有大蒜、薑、羅勒、紫蘇、大豆等。請留意這些植物，積極用於每天的料理中。當成香料使用的則有鼠尾草、黑胡椒、茴香等。有些會磨成粉狀，有些則是剪碎葉子後曬乾。您可以盡情用這些香料為料理增添風味。

家中若備有香草油與香草醋，使用起來也很方便。這兩種調味品製作起來十分簡單，請試著自己做做看。

將草本植物加入料理中的簡單方法

1 加入湯品

烹調湯品時，即使湯料不多，只要加入一些香草，就能使風味更豐富。使用時可以挑選自己喜歡的香草，建議使用丁香、百里香、鼠尾草與檸檬草等植物。也可以加入燉煮菜餚中。

2 用來炒菜

不論日本料理、西洋料理或中華料理，都可以將草本植物當成蔬菜加入菜餚中。例如：奧勒岡、馬鬱蘭或龍蒿等乾燥香草，可以切碎後用來炒肉，增添民族風情。或是用來炒飯，風味也很棒。

3 加入沙拉

可以直接生吃的香草，建議加在沙拉內食用。羅勒、芫荽、薄荷等較易入口，請切碎後加入沙拉中。也可以在醬汁中加入香草，或是使用市售的香草鹽。

4 用來醃肉

用香草醃魚類或肉類，可以去除魚肉特有的腥味，同時增添植物的香氣。除了大蒜與薑，煎肉時還可以加入百里香或迷迭香，瞬間就能變身正統料理。

常備調味品！使用草本植物調合的配方

香草油

材料

新鮮草本植物——1～2根
橄欖油——2杯
瓶（事先煮沸消毒）

製作方法

1 將草本植物稍微曬乾。
2 將草本植物放入可密封的瓶罐中，再倒入橄欖油至完全淹沒植物的位置，蓋上瓶蓋。
3 在常溫下靜置約1週。橄欖油帶有香味後便完成。

point 建議挑選水分較少的草本植物，如：迷迭香、鼠尾草、百里香等，也可加入大蒜或辣椒增添風味。加入大蒜前須先剝掉蒜皮。香草油可以用於披薩、義大利麵或菜餚醬汁，用來沾麵包也相當美味。

香草醋

材料

新鮮草本植物——1～2根
醋——200ml
瓶（事先煮沸消毒）

製作方法

1 將草本植物稍微曬乾。
2 將草本植物放入可密封的瓶罐中，再倒入醋至完全淹沒植物的位置，蓋上瓶蓋。
3 在常溫下靜置約1～2週，等待熟成。

point 建議選用迷迭香、鼠尾草、百里香或茴香。使用洛神或玫瑰果製作，風味也不錯。建議選用蘋果醋或米醋等清淡的醋較為適合。完成後可以用水或氣泡水稀釋後飲用。

香草酒

材料

乾燥草本植物——約200g
蒸餾酒——約1L
（伏特加、琴酒（氈酒Gin）或蒸餾白酒）
咖啡濾紙或紗布
廣口瓶（事先煮沸消毒）

製作方法

1 將乾燥植物直接放入廣口瓶。
2 將蒸餾酒倒入至完全淹沒植物的位置，蓋上瓶蓋。
3 置於陰涼處等候1個月等待熟成。
4 用咖啡濾紙或紗布過濾。
5 將4過濾好的酒裝入另一個瓶子，置於陰涼處再次等候熟成。

point 選用鼠尾草、聖約翰草或迷迭香等植物，釀好後當成藥酒，每天少量飲用。
保存期限約2年。

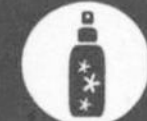

芳香噴霧

輕輕一噴就能帶來好心情的簡易芳香噴霧

使用精油、無水酒精與蒸餾水製作的簡易芳香噴霧。倒入噴霧容器中，輕輕一噴，就能帶來好心情，還能淨化空氣。因容易揮發，建議少量製作。

使用時請充分搖勻。不要對著人或寵物噴。

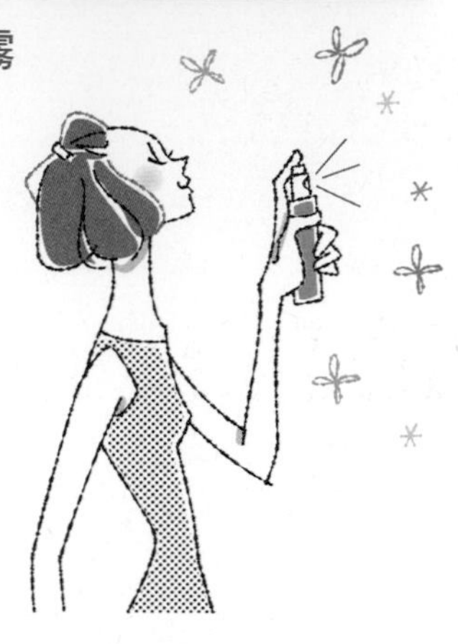

材料

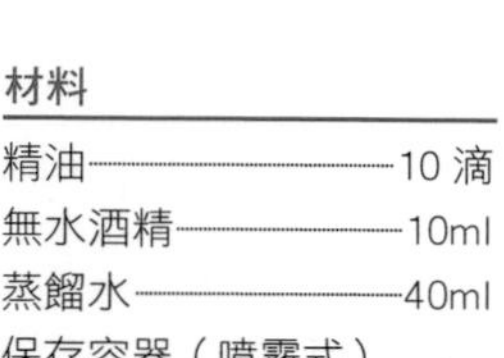

精油……10 滴
無水酒精……10ml
蒸餾水……40ml
保存容器（噴霧式）

製作方法

將無水酒精倒入容器中，加入精油後充分搖勻，接著加入蒸餾水，再次搖勻。建議於1個月內使用完畢。

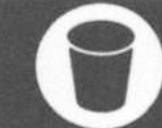

漱口水

使用具有抗菌效果的茶樹精油

花草茶可以用於漱口，另外也有使用精油漱口的方法，但可以使用的精油只限茶樹精油，其他的精油用來漱口具有危險性，請勿使用。茶樹因有強力的抗菌功能，可以預防感冒，消除喉嚨痛。精油量約以200ml 的水加入1 滴精油便已足夠。精油不易與水混合，建議用少量蜂蜜調勻精油後再加入水中。

方便的工具與材料

燒杯

也可以用量杯代替。30ml 與 100ml 的耐熱燒杯用起來很方便。

量匙

需計量少量材料時，請用量匙。可以直接拿烹飪的量匙使用。

玻璃棒

攪拌混合材料時使用。可以用免洗筷或湯匙替代。

秤

建議挑選可以量測至0.5g 的秤，可量測少量材料。

加熱台

用來加熱蜜蠟與乳油木果油。若沒有加熱台，可以用隔水加熱的方式代替。

無水酒精

100% 酒精。用於製作噴霧或化妝水。可於藥局購買。

蒸餾水

無雜質的高純度淨水，可用於製作化妝水。可於藥局購買。

天然鹽

將精油或草本植物加入天然鹽做成浴鹽，可以降低熱水對皮膚的刺激。

PART 2

對應各症狀的保養法

本章整理了各種保養方式，

可用以預防、改善日常容易發生的身心問題或不適。

並仔細解說引發症狀的原因，介紹可改善各種症狀的精油，

幫助讀者提升自我保養的技巧。

此外，本書監修者橋口醫師也提供症狀改善的實際案例，供讀者參考。

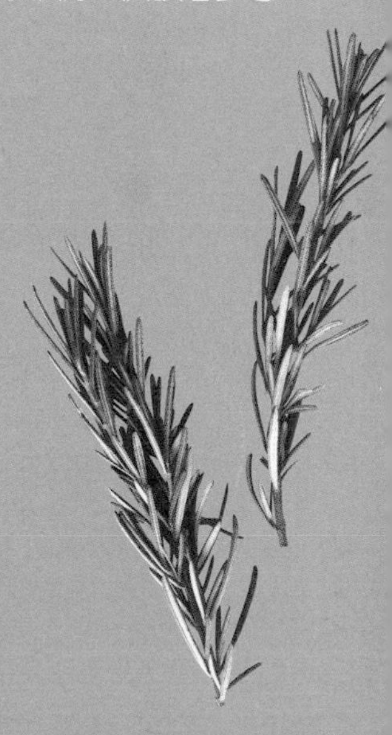

開始對症保養前

本章介紹利用精油與草本植物進行的簡易保養法。請先閱讀「安全注意事項」（參照36～37頁），幫助您進行適當的自我保養。

精油與草本植物有各種改善身心不適的效果，但有許多疾病是保養無法完全療癒的。若症狀嚴重，請不要硬撐，務必接受醫師的治療。此外，有些體質並不適用部分精油與草本植物，使用前請先查閱PART 3的精油及草本植物介紹。

自我保養的point

point 1 挑選自己喜歡的味道與香氣

芳香療法與草本療法最重要的目的，是放鬆身心，改善不適症狀。因此，不需要太拘泥於精油與草本植物的功效，先挑選喜歡的味道與香氣使用。本書中針對各種症狀介紹數種有效的精油與植物，請從中挑選自己喜歡的種類使用。

point 2 偶爾試著改變方法

有些草本植物必須每天攝取，效果才會漸漸出現，但若持續一段時間後仍然沒有成效，可以試著換成其他種類的精油或植物，或是改變保養的方法。此外，若一直使用相同的精油或植物，有時會覺得沒有效果，偶爾要換一種精油或植物使用。

point 3 感到不適或惡化時須立即停止

若在保養時感到異樣，請不要忍耐，立即停止保養。有些體質無法適應部分精油或植物。此外，進行芳療時，若香氣過強，可能會導致噁心不適。吸入強烈的香氣或許很有效，但還是建議採用擴香等方式時，盡量以淡一點的香氣為主。

point 4 對他人施行時必須小心注意

精油按摩由他人來幫忙進行，效果會更佳。但替他人保養或建議他人保養方式時，須小心注意，避免引發問題。若沒有正確的知識，可能會導致症狀惡化。請充分了解對方的症狀後再進行保養。孕婦、孩童與高齡長輩更需特別小心。

各症狀處方籤閱讀方法

以下將介紹各種不適的解決及預防方法。有些項目包含數種不同的方式，請選擇適合自己的保養法。

各種症狀的保養法

介紹使用精油或草本植物，針對各種不適進行保養的方法。

材料

為讓讀者輕鬆進行保養，本書不介紹複雜的複方。若有其他適用於此症狀的精油或草本植物，也可以用來取代配方。此處的材料分量以能安全且適當進行保養為基準。

方法

介紹針對各種身體不適的具體調養方法。詳細的方法請參照38～48頁。

Point

介紹各種可提高保養效果的小秘訣、可替代配方的精油、草本植物，及該症狀的特徵等。

偏頭痛患者可用來取代咖啡的花草茶

材料（1人份）

德國洋甘菊 ……………… 1撮
西番蓮 ……………… 少許

方法

將花草放入茶壺中注入熱水，蓋上蓋子燜泡約3分鐘。

point

患有偏頭痛的人，最好不要喝含咖啡因的飲料。建議養成以花草茶取代咖啡的習慣。若是壓力造成的頭痛，請多加一些西番蓮。

自我保養的圖示

以圖示簡單介紹保養的方法。本書中收錄可輕鬆完成的10種芳療方式。

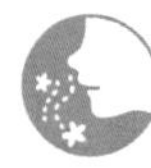

吸入

直接嗅聞精油的香氣，或是藉由蒸氣吸入精油成分。詳細方法請參照38頁。

擴香

利用擴香工具享受怡人香氣。詳細方法請參照39頁。

精油浴

在洗澡水中加入精油或草本植物。詳細方法請參照40頁。

濕敷

將精油用於濕敷。詳細方法請參照41頁。

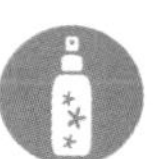

芳香噴霧

使用加入精油的噴霧。詳細方法請參照48頁。

塗抹

塗抹加了精油的調和油。詳細方法請參照41頁。

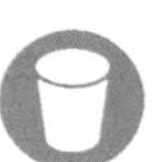

漱口水

用稀釋過的茶樹精油漱口。詳細方法請參照48頁。

按摩

用加了精油的調和油按摩。詳細方法請參照42頁。

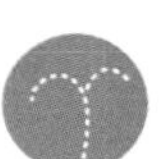

洗淨

用加入精油的水洗淨患部（方法請參照各保養法介紹）

花草茶

將草本植物泡成茶水飲用。詳細方法請參照44頁。

開始對症保養前

日常身體不適

針對日常生活易發生的各種不適介紹保養方法。

利用精油與草本植物預防及對症調養及早自我療癒

「自我保養」指的是自己照顧自己，而「自我療癒」則是自己調養自己，也就是讓身體的不適能夠恢復，是比自我保養更積極的思考方式。

例如：「最近感冒很流行，用點抗病毒的精油吧」、「胃有點不舒服，吃完飯喝杯花草茶好了」，像這樣找出身體不適的確切原因，自行處理問題的方式，就是很好的自我療癒。精油與草本植物在自我療癒中也能派上用場。

增強身體的恢復力不適症狀也會隨著減少

人類即使因為疲勞、睡眠不足或環境變化導致身體狀況與平常不同，仍然具有自我恢復力。這種力量在醫學上稱為「體內恆定（homeostasis）」，若無法維持體內恆定，就會產生不適症狀。因此，想保持健康，就必須提高身體的恢復力。除了好好吃飯、睡覺，導正生活習慣之外，還可以利用精油與草本植物提升身體的恢復力，減少不適的頻率。

用保養代替能量飲料

許多人會在最後還需要加把勁時飲用能量飲料。喝了雖然會覺得有精神，其實只是讓我們撐過當下，無法從根本解決疲勞與不適。這時，請試著利用精油或草本植物恢復疲勞，轉換心情，藉此培養恢復力，打造不易疲勞的體質。

造成身體狀況不佳的原因多是睡眠不足！

睡眠不足時，大腦無法正常運作，自律神經與內分泌（荷爾蒙）的調節機能也會失去平衡，然而，許多現代人在日常生活中一直都是睡眠不足的狀態。當然也會因此導致身體狀況不佳。攝取再多的保健食品或能量飲料，也無法補足睡眠不足帶來的問題。睡眠充分時，才能預防身體的諸多不適。

舉例來說，胃腸功能不佳也有許多是因睡眠不足而引起。這是因為在睡眠中副交感神經活躍時，胃腸才會消化吸收食物與準備排泄。如果睡眠時間過短，消化時間便不夠長，很難維持胃腸的舒適狀態。在這種情況下，胃腸不適並非胃腸本身的問題，首先須有充分的睡眠。

若是不易入睡，可以使用具有鎮靜效果的精油或草本植物，確保充足的睡眠（參照118～121頁）。若無法有充分的睡眠時間，也可以利用活絡副交感神經的放鬆精油或植物，預防身體不適。

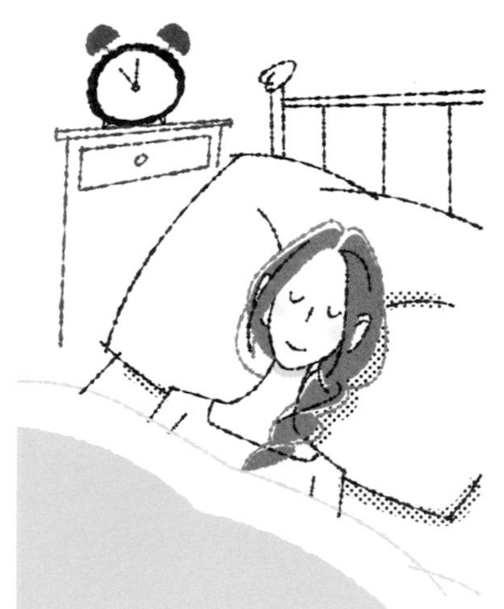

掌握身體與心理健康的自律神經

自律神經是負責讓人流汗、讓心臟跳動等身體自動調節功能的神經，分為交感神經與副交感神經。交感神經在緊張亢奮時活躍，副交感神經則在睡眠與放鬆時活躍，兩者的運作保持均衡，維持身體與心理的健康。當壓力持續累積時，自律神經會失去平衡，也容易引起身體的不適。

對精神壓力造成的不適也有極佳效果

我們的身心關係密切，例如：胃痛與頭痛等症狀就有許多是來自精神壓力。這時，用藥物暫時改善身體的不適固然是很簡單的方法，但若沒有療癒心靈，就無法解決根本的問題。想維持健康，不能只看症狀發生的部位，還必須照顧身體的其他部分與心靈。這種概念稱為「全方位保健」。

許多精油與草本植物除了可以直接改善身體的不適，對心靈也有療癒效果。因此，使用精油與草本植物療癒心靈，同時也可以減緩及預防身體的不適。

對「日常身體不適」有緩和功效的精油、草本植物

※緊張型頭痛

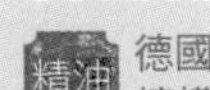

精油　德國洋甘菊、羅馬洋甘菊、快樂鼠尾草、葡萄柚、甜馬鬱蘭、薰衣草、檸檬、檸檬草、香蜂草、花梨木

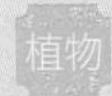

植物　德國洋甘菊、椴花、香蜂草

※偏頭痛

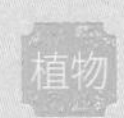

植物　西番蓮、纈草、小白菊

※感冒

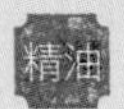

精油　沉香醇百里香、茶樹、歐洲赤松、甜馬鬱蘭、藍膠尤加利、檸檬、桉油醇迷迭香

植物　紫錐菊、接骨木、德國洋甘菊、金印草、紫蘇、薑、鼠尾草、百里香、茶、大蒜、羅勒、茴香、薄荷、歐蓍草、洋甘草、椴花、香蜂草

※咳嗽或喉嚨痛

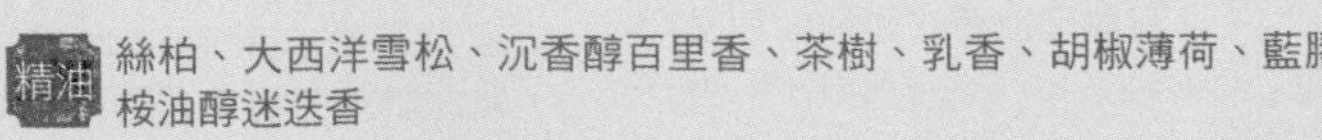

精油　絲柏、大西洋雪松、沉香醇百里香、茶樹、乳香、胡椒薄荷、藍膠尤加利、桉油醇迷迭香

植物　紫錐菊、接骨木、德國洋甘菊、鼠尾草、百里香、茶、羅勒、茴香、洋甘草、檸檬馬鞭草

※胃腸不適感

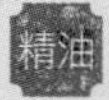 甜橙、茴香、胡椒薄荷、檸檬草

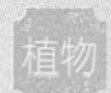 德國洋甘菊、小豆蔻、金盞花、芫荽、紫蘇、薑、肉荳蔻、羅勒、茴香、薄荷、洋甘草、檸檬草、檸檬馬鞭草、迷迭香

※噁心反胃

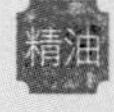 甜橙、佛手柑、胡椒薄荷、檸檬、桉油醇迷迭香

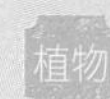 朝鮮薊、小豆蔻、薑、蒲公英、薄荷

※便秘

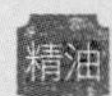 甜橙、胡椒薄荷

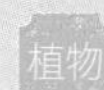 車前子、蒲公英、亞麻、薄荷、檸檬草

※腹瀉

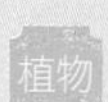 金印草、車前子、肉荳蔻、玫瑰果

※自律神經失調

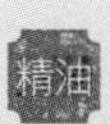 葡萄柚、茶樹、檸檬、桉油醇迷迭香

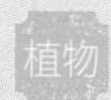 德國洋甘菊、西番蓮

※眼睛疲勞

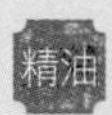 甜橙、羅馬洋甘菊、胡椒薄荷、薰衣草

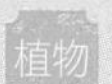 德國洋甘菊、山桑子、薄荷、檸檬馬鞭草

※嘴破

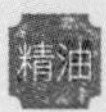 茶樹

植物 紫錐菊、德國洋甘菊、鼠尾草

※痔瘡

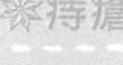 絲柏、杜松

※念珠菌陰道炎

精油 茶樹

※膀胱炎

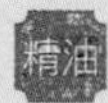 茶樹

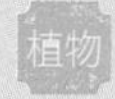 紫錐菊、覆盆子、蒲公英、蕁麻

頭痛

緊張型頭痛
多伴有肩頸痠痛與眼睛疲勞

頭痛分成幾種類型，其中慢性頭痛最常見的是伴有肩頸痠痛的「緊張型頭痛」。這種頭痛也常與眼睛疲勞、疼痛同時發生。症狀較輕時，只是後腦勺感到隱隱作痛，嚴重時則會感到頭像是被頭箍緊緊捆住的強烈疼痛。

緊張型頭痛是由長時間維持相同姿勢導致的肌肉緊繃所引起。此外，身體直立時間過久，也就是活動時間過長，也會引發緊張性頭痛。這是因為人要保持上半身直立的姿勢，就必須支撐沈重的頭部與手臂。支撐這些部位的肌肉中，有一條叫僧帽肌（位於脖子到肩膀，在肩胛骨上）。僧帽肌持續緊繃時，頭部周圍的肌肉也會陷入緊繃，引發頭部像是被緊緊勒住的疼痛。也就是說，緊張型頭痛其實是「頭部僵硬」的慢性症狀。

忙碌生活中，若一直處於只能成功不能失敗的高壓狀態，肌肉會更加緊繃。患有頭痛的人，建議平常就使用精油與草本植物，讓自己保持在精神放鬆的狀態。

其實很常見的藥物濫用型頭痛

頻繁使用止痛藥，會導致藥效消退後就開始頭痛。這種症狀稱為藥物濫用型頭痛，忍耐 2 週左右不吃止痛藥，大部分的藥物濫用型頭痛就會痊癒。為了擺脫對藥物的依賴，頭痛的時候請使用精油與草本植物減輕症狀。

使用可有效促進血液循環放鬆身心的精油與植物

能夠緩和緊張型頭痛的草本植物，以兼具可鎮靜肌肉緊張的抗痙攣作用、血管擴張作用及精神放鬆效果的德國洋甘菊為代表。除了可以泡成花草茶飲用，還可以在泡過一次茶之後加水熬煮出濃汁，倒入洗澡水中，也有很好的效果。用泡澡促進血液循環，對緊張型頭痛原本就頗有效果。單純的泡澡本身也可以緩解症狀，若將泡茶飲用過的洋甘菊再次利用，更經濟實惠。除了德國洋甘菊，具有抗痙攣、鎮靜與抗憂鬱效果的香蜂草，對於壓力導致的緊張型頭痛也能發揮效果。

精油可以有效緩解身心緊張，促進血液循環。薰衣草、快樂鼠尾草、香蜂草、羅馬洋甘菊等都能派上用場。比起擴香，更建議使用泡澡的方式使用這些精油，若能再加上精油按摩，更能達到放鬆身心的效果。

緊張型頭痛還可以用活動身體等方式預防。因文書作業等工作長時間維持同一姿勢時，請定期做伸展操，預防頭痛（方法請參照60頁）。在肩膀開始僵硬之前，一定要盡量常常伸展，同時使用精油擴香，提升放鬆效果。

肌力下降會導致肌肉負擔變重，肩膀也更容易僵硬痠痛。藉由網球、排球、游泳等大幅度活動手臂的運動提高肌力，其實也可以達到預防緊張型頭痛的效果。

電腦族該如何預防頭痛

日常中長時間使用電腦的人，若能仔細調整螢幕的角度與高度，就能預防緊張型頭痛。這是因為身體前傾會造成脖子的肌肉緊繃，可能因此導致肩頸痠痛及頭痛。保持正確的姿勢可以減輕肩頸痠痛，也能減少頭痛發作的機率。請事先調整電腦螢幕，以保持使用電腦時的正確姿勢。

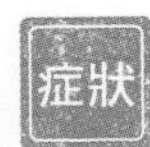

年輕女性常見的偏頭痛
多伴隨噁心反胃感

發生率僅次於緊張型頭痛的是偏頭痛。偏頭痛與緊張型頭痛的區別在於，偏頭痛會在活動身體後加劇。發作時頭部側面產生像脈搏一樣抽動的刺痛，嚴重時只要接收到光或聲音等刺激就會影響到頭部，常伴有噁心或嘔吐等不適感。偏頭痛常見於年輕女性，據說是具有遺傳性的症狀。在生理期間或從緊張中放鬆後容易發生，也是偏頭痛的特徵之一。

造成偏頭痛的原因，是腦部外側血管的收縮與擴張，或是三叉神經興奮。三叉神經是支配頭部與臉部感覺與動作的神經。三叉神經興奮時，會分泌神經傳導物質，使覆蓋在大腦外側的硬膜上的血管擴張，因而引發頭痛。

偏頭痛是因為原本收縮的血管擴張而引發，而泡澡與喝酒會促進血液循環，偏頭痛發作時必須避免。此外，活動身體也會讓疼痛加劇，發作時請把頭部稍微墊高，靜躺休息。

偏頭痛的人最好不要食用部分特定食物，例如：巧克力、起司、酒精類（尤其是紅酒）以及咖啡因等等。這些食物飲料可能會引發偏頭痛，請盡量避免攝取。

此外，睡眠不足、睡太多或睡回籠覺也可能引發偏頭痛。建議在入睡前使用有安眠效果的精油或草本植物，確保高品質睡眠（參照118～121頁）。假日也要在平常起床的時間起床，若覺得愛睏就在白天稍微小睡一下，較能確保睡眠品質。

咖啡因與偏頭痛的關係

咖啡因是誘發偏頭痛的原因之一，但若在偏頭痛發作時攝取咖啡因，有時疼痛反而會緩解。這是因為咖啡因具有收縮血管的作用，能將擴張的血管恢復原狀。不過，若是養成攝取咖啡因的習慣，反而會造成反效果，使發作的頻率與疼痛度隨之增加。也就是說，只有平常不攝取咖啡因的偏頭痛患者，才能感受到咖啡因緩解頭痛的效果。

偏頭痛不適合使用精油 建議以草本植物進行保養

偏頭痛其實有特效藥，因此建議先接受醫師診療。

只要稍有刺激就可能導致偏頭痛惡化，因此感覺到疼痛時，不建議使用會產生香氣的芳香療法。已經開始頭痛時，草本植物也沒有立即性的止痛效果，但可以在日常生活中使用，達到預防效果。戒除會引發偏頭痛的咖啡因飲料，以自己喜歡的花草茶來代替，應該就能感受到偏頭痛有所改善。

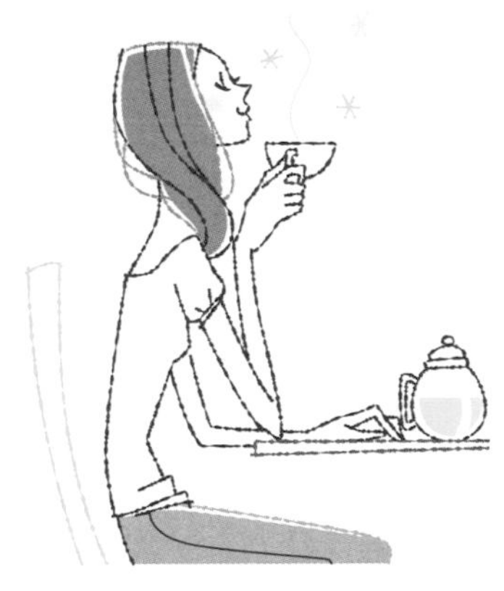

有一些草本植物據說有預防偏頭痛的效果。其中最具代表性的就是小白菊。小白菊含有小白菊內酯，可抑制會引起偏頭痛的血清素分泌，從源頭緩解疼痛。不過，小白菊有苦味，單獨泡成花草茶不易入口，建議和其他花草搭配泡茶，或是從保健食品攝取。請持續服用2～3個月。

除此之外，想改善偏頭痛，需要高品質的睡眠。纈草具有優良的安眠效果，也可以預防偏頭痛。還同時具有鎮靜神經興奮的作用，對壓力引發的偏頭痛也有效。一般是由保健食品攝取其成分。

無法用精油與草本植物保養的頭痛

頭痛分成會反覆發作的慢性與突發性兩種。突發性頭痛可能是蜘蛛膜下腔出血、慢性硬腦膜下血腫等腦血管問題導致。這種頭痛會危及性命，無法用保養的方式處理，須立刻接受診療。不過，慢性頭痛並不是這些疾病的前兆。因此不需要因為平常會頭痛就懷疑是罹患這些疾病。

偏頭痛患者可用來取代咖啡的花草茶

材料（1人份）

德國洋甘菊……1撮
西番蓮……少許

方法

將花草放入茶壺中注入熱水，蓋上蓋子燜泡約 3 分鐘。

point

患有偏頭痛的人，最好不要喝含咖啡因的飲料。建議養成以花草茶取代咖啡的習慣。若是壓力造成的頭痛，請多加一些西番蓮。

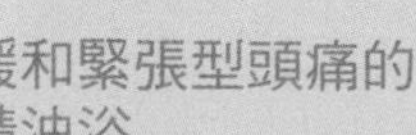

緩和緊張型頭痛的精油浴

材料

德國洋甘菊……適量

方法

第一泡先當成花草茶飲用，第二泡加入適量的水熬煮後靜置 5 分鐘，用濾茶器過濾後，倒入浴缸中攪拌均勻，用來泡澡。

point

在浴缸中滴入 3 滴德國洋甘菊精油，泡個精油浴，也有同樣的效果。

緊張型頭痛須在發作前就先做伸展操！雙手在後腦勺交握，脖子放鬆，把頭靠在手上。
右手放在左邊的太陽穴上，脖子放鬆，用手把頭扳向右邊，伸展頸部肌肉。換一隻手，同樣進行另一邊的伸展。

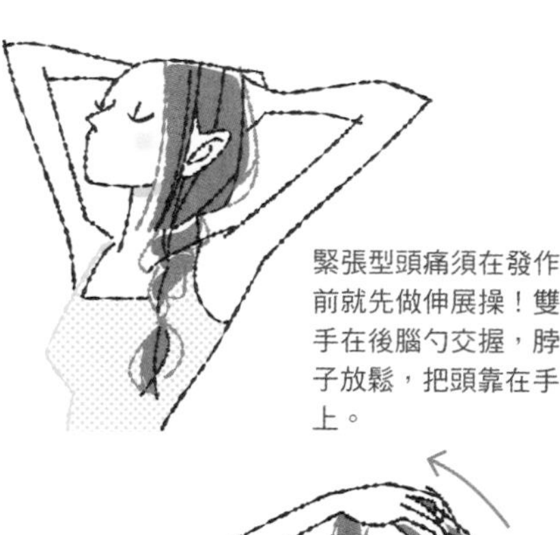

可預防緊張型頭痛的精油按摩

材料

薰衣草精油……2滴
甜杏仁油……10ml

方法

將精油加入基底油中充分混合，做成按摩油。將按摩油倒在手上，輕柔按摩脖子與肩膀。

point

請先泡澡促進血液循環，再接著按摩。

橋口醫師診治的
病例

因育兒壓力惡化的緊張型頭痛停止服用止痛藥，採自我保養後症狀減緩

（30 多歲女性 ・K 小姐）

肌力本來就較低，容易肩頸痠痛的人，開始育兒後會更常引發緊張型頭痛。抱嬰兒時身體較常前傾，易引發肩頸痠痛與腰痛，但哺乳期無法隨意服用止痛藥，這時就可以利用精油或草本植物保養。以下是育兒期間緊張型頭痛惡化的K小姐案例。

K小姐原本就有緊張型頭痛的困擾，因過度依賴止痛藥，懷孕前還發生了藥物濫用型頭痛。懷孕後藉機戒除藥物，頭痛也大幅改善，但在生產後再度惡化而前來找我診治。

K小姐頭痛的原因是抱嬰兒導致的肌肉緊繃，以及初次育兒的精神緊張。因此建議採用對身心都有效果的保養法。

每日都可進行的保養法之一，是在每天晚上飲用德國洋甘菊花草茶。德國洋甘菊不僅具有鎮痛與抗痙攣作用，也有鎮靜效果。覺得頭昏腦脹時，還可以在洗完澡後用精油按摩，從脖子輕輕按揉到背部。按摩用的精油以具有鎮痛、抗痙攣及鎮靜效果的薰衣草與快樂鼠尾草調配。

開始目前的療法3個月後，K小姐不再依賴止痛藥，頭痛發作的頻率減低，也養成了在肩頸僵硬前就先做伸展操活動肩胛骨的習慣，症狀減輕不少。

感冒症狀

感冒是病毒感染初期症狀 可利用保養緩解

感冒的病因幾乎都是病毒。症狀有發燒、喉嚨痛、流鼻水與咳嗽等，病毒種類不同，症狀也會有所差異。一般在幾天後症狀就會緩和，感冒也會自然痊癒。

或許各位讀者會感到意外，其實目前並沒有可以殺死感冒病毒的藥物。即使去醫院看病，醫師也只會採取緩和症狀的對症療法。若是感冒還在初期階段，使用精油或草本植物就能處理。自我保養可以促進抗病毒的免疫系統反應，提高自癒力，幫助對抗感冒。

不過，若是患了流感，就很難靠保養痊癒。流感與感冒不同，有特效藥（抗病毒藥物）可以治療，請前往醫院接受診治。同時也可以利用具有抗病毒或抗菌作用的精油防止家人間互相傳染。但須注意使用擴香器具時，也要常常打開窗戶讓空氣流通。

就算把感冒病毒吞下肚也不會感染

預防感冒之所以要漱口，是為了防止感冒病毒附著在喉嚨等黏膜上。除了諾羅病毒等會在胃腸內繁殖的病毒之外，其他病毒即使跟著食物跟水分一起進入胃腸，人體也不會因此感染。

做好二次感染預防 避免二度感冒

相信許多人都有在感冒明明快好了，卻接著又感冒一次的經驗。造成這種情況的原因之一，就是二次感染。

二次感染指的是感染病毒後，身體抵抗力下降，因此再度感染因細菌導致的傳染病。具體來說，在感冒快要好的時候，突然出現發燒、扁桃腺腫大、中耳炎或鼻竇炎，都屬於二次感染。感冒時，最重要的就是好好休養、完全痊癒，並預防二次感染。這時，有抗病毒與抗菌作用的精油與草本植物非常有效。勿因「好像已經好了」就大意，建議持續進行保養。

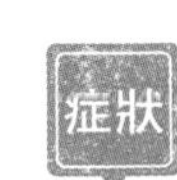

免疫力一旦降低 就容易感冒

感冒本來是可望自然痊癒的疾病，但有時遲遲不見好轉，甚至是一季內感冒好幾次。這可能是因為本來就屬於咳嗽或咳痰難以治癒的體質，但也有可能是抗病毒的免疫系統沒有好好發揮作用。

免疫力無法完全發揮作用，最常見的理由是過勞或精神壓力。持續的疲勞或緊張，不僅會使自律神經與賀爾蒙受影響，也會使免疫系統崩潰。這時，最重要的是好好睡眠與休息。使用精油與草本植物的具體保養方法，請參照114～115頁「疲勞」項目的說明。

沒有敵人，抗生素就無法派上用場

或許有很多人都認為「抗生素可以對抗感冒！」其實，抗生素能殺死的是細菌而不是病毒。因此，當健康的人感染了感冒病毒，服用抗生素最多只能預防二次感染，無法治癒感冒。胡亂服用抗生素只會使細菌產生抗藥性，並不是適當的保健方法。

感冒初期可用茶樹或尤加利精油改善

感冒最重要的是初期保養。必須好好保暖，維持充分睡眠與水分，吃得清淡少量，安靜休養。再藉著精油與草本植物的力量提高免疫系統反應，用保養緩解喉嚨痛與咳嗽等症狀，防止惡化。

感冒初期或想預防感冒時，具強力殺菌、抗病毒與抗發炎作用的精油與草本植物都可以派上用場。其中又以茶樹精油效果絕佳。除了以擴香、芳香噴霧等方式使用，還可以用來漱口。不過，基本上將精油含入口中是有危險性的，必須遵守使用量，且不可將茶樹以外的其他精油用於漱口。此外，一般用來製作保健食品的紫錐菊也有很好的免疫活化與抗病毒作用，在感冒初期服用，效果不錯。

有咳嗽等呼吸器官症狀時，建議使用藍膠尤加利精油。藍膠尤加利精油具有清涼的香氣，能夠幫助鼻腔暢通，同時具有止咳、化痰與強烈的抗病毒作用。塗抹在頸部到胸口，可以從皮膚與肺部吸收揮發的有效成分，減緩喉嚨痛、鼻塞與咳嗽等症狀。

還有許多精油也具有止咳化痰作用，可用芳香加濕器等方式使用，可有效改善症狀。但請勿在咳嗽嚴重時使用，恐會導致症狀惡化。呼吸系統的症狀在68～69頁有詳盡介紹，需要時請多加參考。

感冒時建議減少進食量

感冒時，建議減少三餐分量。這是因為攝取食物後，消化吸收會耗費身體的能量，加劇體力消耗。感冒時的飲食以粥、麵或湯品為佳，是因為這類食物消化吸收所需的能量較少。攝取營養固然重要，但不需要勉強自己吃下太多食物。

頻繁飲用大量花草茶

感冒時，必須補充充分的水分。建議1天可飲用4～5杯花草茶。

發燒時可選用德國洋甘菊、歐蓍草或接骨木。這些草本植物具有血管擴張作用，能夠溫暖身體，平復過熱的體溫。同時也有抗病毒與抗發炎作用，可有效緩和鼻腔與喉嚨發炎。

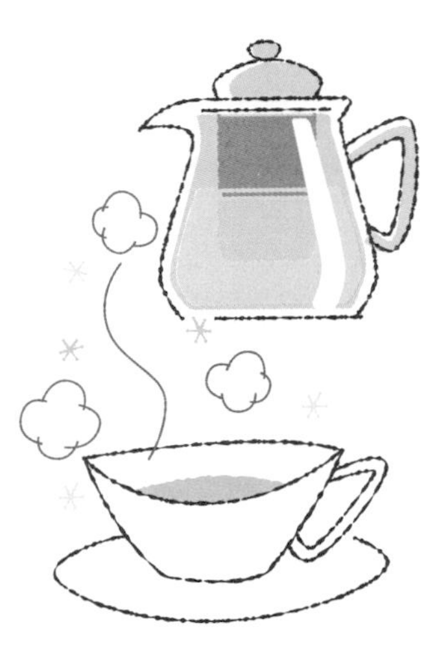

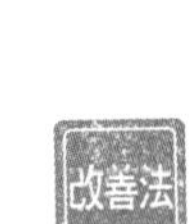

飲用加入大量草本植物的湯品補充營養

在歐美國家，感冒初期會飲用雞湯。湯品不但易於消化，還能確實補充營養，非常適合在體力不足時飲用。

在湯品中加入大量草本植物，可提高效果。例如薑就有解熱、緩解反胃的效果。也可以加入具有抗菌、抗病毒效果的大蒜與蔥類。

百里香與鼠尾草據說也有頗佳的抗菌、抗病毒效果。可以用花草茶或熬煮出的汁液漱口或吸入蒸氣，不過這兩種植物泡成花草茶會帶有些許苦味，建議當成調味料使用，加入湯品增添風味。

夏季感冒與冬季感冒症狀不同

會造成感冒的病毒有許多種類，每個季節流行的病毒不同，因此夏季感冒與冬季感冒的症狀有所差異。夏季感冒的病毒，有較多會在腸道內繁殖，因此夏季感冒的特徵是多有腹痛、嘔吐與腹瀉等症狀。冬季感冒則常有強烈的流鼻水、咳嗽等症狀。

塗抹精油
緩和咳嗽與鼻塞

材料

茶樹精油……1滴
藍膠尤加利……1滴
甜杏仁油……10ml

方法

在基底油內加入精油，調和完成後，倒在手上塗抹於頸部與胸口。

point

將調和好的油倒入保存容器內，就可隨身攜帶。建議 1 天塗抹 3 ～ 4 次。

藉由擴香
預防家庭內傳染

材料

桉油醇迷迭香……2滴
甜馬鬱蘭……1滴

方法

將精油滴入擴香儀等擴香器具中，讓香味散發到整個空間裡。

point

使用擴香儀，香氣能擴散至較廣的範圍，效果較佳。但須注意擴香時不可密閉房間，須保持空氣流通。

適合發燒時飲用的
花草茶

材料（1人份）

接骨木……2分之1撮
德國洋甘菊……2分之1撮

方法

將草本植物放入茶壺中，注入熱水，燜泡約 3 分鐘。

point

感冒時補充水分很重要，建議 1 天飲用 4 ～ 5 杯。

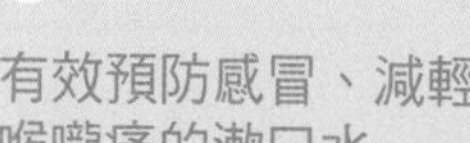
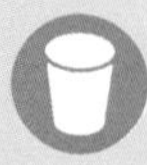

有效預防感冒、減輕
喉嚨痛的漱口水

材料

茶樹精油……1滴
蜂蜜……少量

方法

將精油滴入蜂蜜中充分攪拌。加入約 200ml 的清水中拌勻，用來漱口。

point

加入蜂蜜後，精油會比較容易溶於水中。請不要用茶樹之外的精油漱口，用茶樹精油漱口時也須注意不要吞入漱口水。

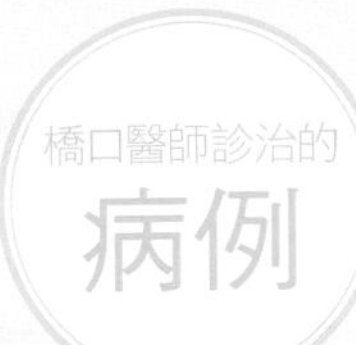

用茶樹激發免疫力 解決親子二次感冒問題

（10 歲女童＆ 40 多歲母親）

感冒只要安靜休養就能治癒。但若是過度疲勞或免疫力降低時，也較容易二次感冒。以下介紹一對因時常感冒而感到困擾的親子案例。

這對母女中的女兒，原本就因異位性皮膚炎來我的診所治療。來看診時，常會對我說「我們母女都感冒了，想拿點感冒藥」。不過，她們的感冒大致上都算輕微。只要安靜休養就能痊癒，通常並不需要拿藥。

我建議她們每天進行保養，打造不易感冒的好體質。平常覺得「快要感冒或好像感冒了」的時候，就盡早喝德國洋甘菊與接骨木調配的花草茶。這些草本植物同時具有抗發炎作用，也能有效改善異位性皮膚炎。順帶一提，我建議她們飲用的是複方花草茶，但德國洋甘菊與接骨木分開單獨泡茶，也有相同的效果。這兩種草本植物風味怡人，是孩童也能接受的口味，她們也因此能夠一直持續飲用。

平常她們是每天晚上飲用，覺得快感冒時或是感冒初期，1 天就會喝上 4～5 杯。母女兩人也從此告別了易感冒的體質。

咳嗽、喉嚨痛

除了感冒，支氣管過敏也會引發類似症狀

咳嗽分為沒有痰的乾咳與帶痰的濕咳。支氣管較為敏感的人，有時會因溫度與濕度發生些微變化就乾咳不止。

此外，長期的身心疲勞也會導致輕微的喉嚨痛。因此憂鬱症患者經常訴說自己喉嚨痛，這是因為疲勞會導致身體免疫力降低，因此容易感染平常不會感染的微弱細菌。

用富含抗菌效果的草本植物對抗細菌引發的喉嚨痛

若是反覆發生輕微喉嚨痛，原因可能是免疫力降低。想恢復免疫力，平常就要進行能夠緩解身心疲勞的自我保養。請參照114～115頁的「疲勞」章節。

若是發生扁桃腺炎或細菌造成的喉嚨痛，請使用具有高效抗菌效果的百里香或鼠尾草煮出較稀的汁液，用來漱口。當然也可以將這兩種植物用於料理中。此外，綠茶也有強烈的抗菌作用，建議可多喝幾杯綠茶。

扁桃腺炎反覆發作時的保養法

扁桃腺炎之所以會反覆發作，是因為扁桃腺深處常常有細菌殘留，當喉嚨的黏膜狀況不佳時，細菌增多，就會引發扁桃腺炎。具有抗菌效果的大蒜、蔥類、百里香、鼠尾草與丁香，都可以有效預防扁桃腺炎。這些都是方便加入料理的香草，建議積極使用。

改善法

濕咳時要去痰 乾咳時須滋潤黏膜

濕咳時，用蒸氣吸入法吸入藍膠尤加利、茶樹等具有化痰效果的精油，十分有效。此外，有鎮咳、抗痙攣效果的絲柏與乳香精油也都能派上用場。請用基底油稀釋後塗抹在頸部與胸口。

另一方面，若頻繁發生類似嗆咳的乾咳，須滋潤喉嚨黏膜。乾咳嚴重時，請飲用具有抗痙攣效果的茴香或洋甘草等花草茶。飲用時建議搭配可保護黏膜的德國洋甘菊。喝下稍微黏稠的液體潤喉，較有助於鎮咳，建議在熬煮花草茶時加入蜂蜜，稍微煮稠一些，做成糖蜜，效果更佳。

緩和濕咳的蒸氣吸入法

材料

藍膠尤加利精油……2滴

方法

在臉盆或馬克杯等容器內倒入熱水，滴入精油，再吸入蒸氣。建議在頭上蓋上浴巾，防止蒸氣逸散。

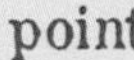

point

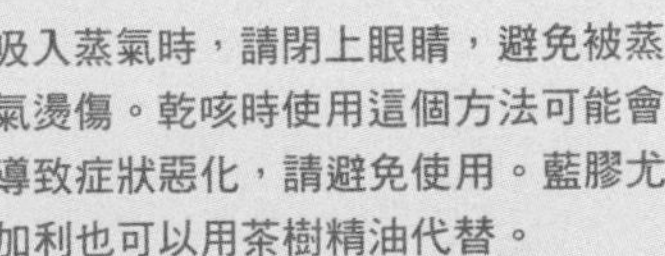

吸入蒸氣時，請閉上眼睛，避免被蒸氣燙傷。乾咳時使用這個方法可能會導致症狀惡化，請避免使用。藍膠尤加利也可以用茶樹精油代替。

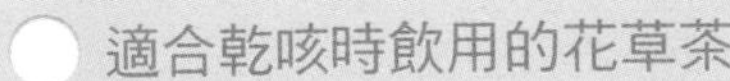

適合乾咳時飲用的花草茶

材料（1人份）

德國洋甘菊……1撮
洋甘草……少許

方法

將草本植物放入茶壺中，注入熱水，燜泡約3分鐘。

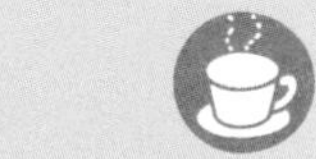

point

加入洋甘草後，會產生些許甜味。也可以加入能保護喉嚨黏膜的蜂蜜。泡好後慢慢飲用，滋潤喉嚨。

胃腸不適

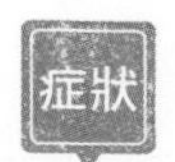

功能性胃腸障礙
主要症狀出現在胃

許多人都有「胃好脹」、「好想吐」等慢性胃部不適。有些單純是因為暴飲暴食而使胃部狀況不佳、感覺不適，也有許多案例是接受內視鏡檢查沒有任何異常，但卻一直覺得不舒服。這種胃本身沒有疾病，卻一直覺得不舒服的狀況，稱為「功能性胃腸障礙」，是現代社會常見的疾病。

可能的原因有壓力、過勞、睡眠不足等。這些都會使胃腸的運動（蠕動）與消化液的分泌紊亂，胃腸無法順暢運作，引起胃痛、噁心想吐、胃脹氣等症狀。因此，使用胃乳等藥劑治療無法由根本解決問題，這類問題也很難根治。這時，可緩和壓力、對自律神經有效果的精油與草本植物就能派上用場。

高齡長者常有功能性胃腸障礙。這是因為隨著年齡增長，胃腸會漸漸無法正確且強力運作。雖然無法阻止老化帶來的功能減退，但還是可以使用幫助胃腸運作的草本植物，改善症狀。

胃腸容易受壓力影響的理由

人在奔跑或緊張時，不太會感覺到肚子餓。這是因為交感神經緊繃時，胃腸就不會活躍運作。相反地，副交感神經活躍時，胃腸也會跟著積極運作。感覺到壓力時，交感神經會開始活躍，胃腸的運作與胃酸分泌也會出現問題。

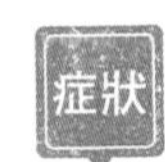

大腸激躁症 主要症狀出現在腸道

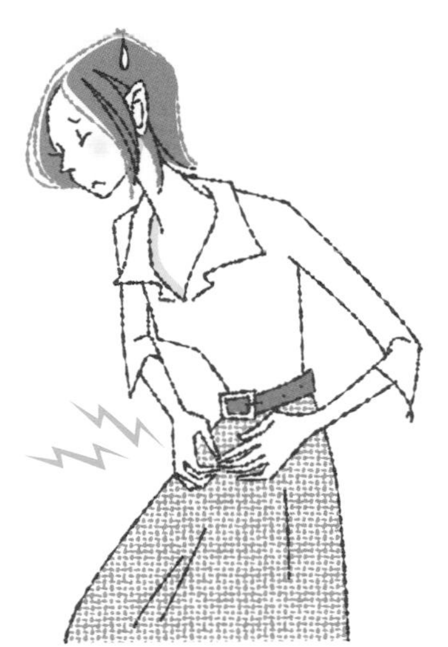

「大腸激躁症」是現代常見的胃腸疾病之一，屬於大腸與小腸未發現發炎或癌症，但卻會發生腹痛、腹部不適與排便異常的病症。排便後症狀便會緩解，是大腸激躁症最大的特徵。此外，有時除了腹瀉之外還會便秘，也常有腹瀉與便秘交互出現的病例。

大腸激躁症與不安、緊張等精神壓力有極強的關聯性，但也有許多人是因為本身就有胃腸運作不穩定的體質。易發生腹痛與腹瀉的體質以男性居多，其中又以年輕男性佔多數。

若原本就有易腹痛腹瀉的體質，又有過「坐上電車就開始肚子痛」的經驗，擔心「萬一外出時又出現同樣的症狀該怎麼辦」，這種壓力就可能會使症狀惡化，因而產生惡性循環。想確實治療大腸激躁症，除了接受醫師的診療，對胃腸與精神面都能產生作用的保養法也十分有效。利用精油或草本植物調理，除了直接對胃腸產生效果外，也可以緩和緊張與不安的情緒。

大腸激躁症的症狀每個人都不一樣

大腸激躁症的特徵是排便後症狀就會緩解，但每個人的排便異常狀況不同。即使沒有嚴重的腹瀉或便秘，只要有持續的「頻繁排氣」、「脹氣導致下腹部凸出」等症狀，也有可能是受到精神壓力的影響，請以精油或草本植物進行保養。若症狀已經對日常生活造成阻礙，建議接受醫師診療。

許多草本植物都能幫助胃腸保持正常運作

如果總是覺得消化不良，也許是吃飯的方式有問題。進食時必須仔細咀嚼，若食物沒有咬碎就進入胃，會增加胃的負擔，食物停留在胃中的時間也會變長，容易造成消化不良。另外，在深夜大量進食也會造成問題，若是再加上睡眠時間較短，胃腸消化時間不足，早上當然就沒有食慾。

要解決腸胃不適，除了重新檢視吃飯的方式，也建議使用直接幫助胃腸運作的草本植物。有些植物可以促進胃腸蠕動、幫助消化，薄荷和檸檬草就是其中的代表。可以在三餐飯後用這些植物泡成花草茶飲用。

容易消化不良、腹脹的人，也可以在日常飲食中加入新鮮薄荷、羅勒與紫蘇。

有消化不良或腹脹的情況時，用胡椒薄荷精油來按摩，能減輕不適感。

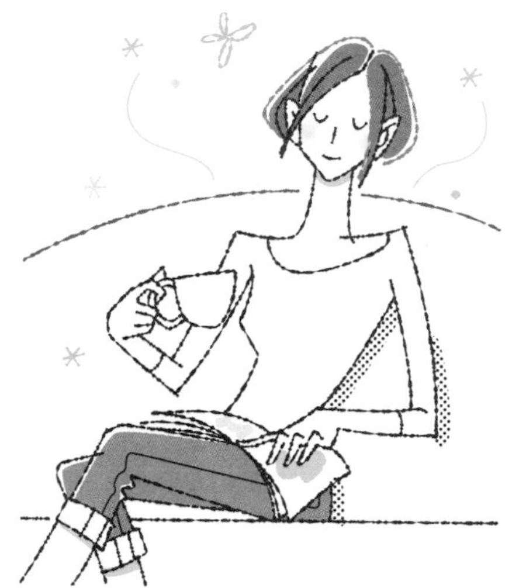

胃腸問題使用草本植物保養比服藥有效

市售的胃腸藥有些含有可中和胃酸的小蘇打（碳酸氫鈉）。胃不舒服時服用，可以立刻消除不適感，但當藥效消失之後，又會陷入胃不舒服的惡性循環。為了防止這種狀況，建議用草本植物解決胃腸問題。

壓力性的胃腸不適可用德國洋甘菊改善

功能性胃腸障礙、大腸激躁症等胃腸不適，與壓力有極大的關係。有些人天生體質只要感到壓力，胃部表面就會開始潰爛，也有人會發生胃痛、噁心反胃等容易自我察覺的症狀。因此，胃腸與精神雙方面都需要保養，正是適合草本植物發揮功效的好機會。

對於壓力性的胃腸功能障礙，最有用的還是德國洋甘菊。德國洋甘菊具有許多功效，除了穩定精神狀態，還能對胃部黏膜直接產生效果，並含有具鎮靜作用的沒藥醇。此外，還有抗痙攣作用，胃部抽痛時使用德國洋甘菊，也有緩和效果。

德國洋甘菊可以解決許多胃腸問題，堪稱萬能植物。除了胃腸較弱的人，容易因精神壓力影響胃腸狀況的人，也建議培養每天攝取德國洋甘菊的習慣。德國洋甘菊沒有特殊的味道，風味怡人，也是適合每天持續飲用的原因之一。

另外，若是腹部刺痛或胃腸蠕動得特別厲害，可以在花草茶內加入茴香或洋甘草，感到消化不良或噁心想吐時加薄荷，精神緊張時加西番蓮或香蜂草，配合症狀搭配不同的草本植物，提高保養成效。

醫藥品也會使用的母菊天藍烴

德國洋甘菊的主要成分為母菊天藍烴。是加熱後會出現的成分，呈現藍色。目前會以化學合成出甘菊藍，是醫師處方的胃藥成分。特徵是藥效平穩，抗發炎效果也備受好評。除了胃藥，甘菊藍也用來製作皮膚炎的外用藥膏與眼藥、漱口水等。

緩和胃部刺痛的花草茶

材料（1人份）

德國洋甘菊……2分之1撮
茴香……2分之1撮

方法

將草本植物放入茶壺中，注入熱水，燜泡約3分鐘。

point

建議於腸胃痙攣時飲用。茴香請先輕輕捏碎再加入茶壺中。

有效改善大腸激躁症的花草茶

材料（1人份）

德國洋甘菊……2分之1撮
薄荷……2分之1撮

方法

將草本植物放入茶壺中，注入熱水，燜泡約3分鐘。

point

請視身體狀況調整比例，消化不良較嚴重時，多加一點薄荷，精神壓力較大時，多加一點德國洋甘菊。

緩和胃部不適的精油浴

材料

薰衣草……2滴
甜橙……1滴
天然鹽……1撮

方法

在天然鹽中加入精油，充分混合後倒入浴缸中，攪拌溶解，用來泡澡。

point

薰衣草的抗痙攣作用加上甜橙的健胃作用，可以緩解胃部痙攣與不適感造成的壓力。

解決消化不良的精油按摩

材料

胡椒薄荷精油……2滴
甜杏仁油……10ml

方法

將精油倒入基底油中混合均勻，做成按摩油。將按摩油倒在手上，順著腸道方向（順時針）畫圓，輕柔按摩。

point

不要太用力按壓，輕輕摩挲即可。

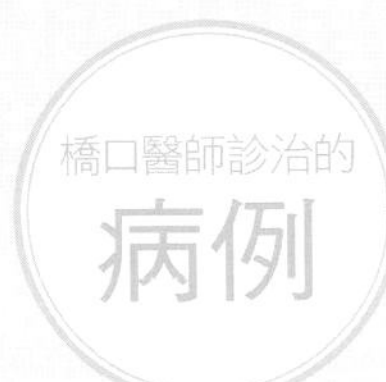

因壓力惡化的大腸激躁症 早晚飲用花草茶後改善

（20 多歲女性 ・H 小姐）

大腸激躁症與功能性胃腸障礙的患者，許多都是先天胃腸就弱的體質。再加上精神壓力，導致症狀惡化。H小姐前來診療時，說自己有「消化不良」、「脹氣」等各種胃腸不適，而她主要的煩惱，是大腸激躁症典型的腹痛以及反覆出現的便秘腹瀉。H小姐原本胃腸就較弱，再加上她的個性容易煩惱，總是受到壓力影響，因此造成症狀惡化。

剛開始由於H小姐的症狀頗為嚴重，因此使用藥物治療，後來她的腹痛、便秘與腹瀉都漸有改善。不過，由於H小姐本身抗壓性不強，為了預防再度發作與惡化，我建議她每天用德國洋甘菊與薄荷泡成花草茶飲用。

德國洋甘菊有抗痙攣效果，可以防止胃腸過度蠕動。薄荷則相反，可以促使運作遲緩的胃腸開始蠕動。為了提高H小姐透過草本植物改善身體狀態的意願，我建議她配合自己的身體狀況調整草本植物的種類與分量。原則上，早上多加點帶來清新感受的薄荷，晚上則多加具有放鬆效果的德國洋甘菊。胃痛時，就算是早上也可以多加一點德國洋甘菊。隨著H小姐對保養越來越有自信，胃腸不適的症狀也大幅改善。

日常身體不適

噁心反胃

胃腸運作異常時會引發噁心反胃

當本來應該由上而下運作的胃腸反方向蠕動，或是停滯不動時，人就會覺得噁心反胃。除了暴飲暴食，吃了太油膩的東西有時也會引發反胃感，原因出自胃腸消化不良。對於這種症狀，70～75頁的「胃腸不適」項目介紹的促進胃腸運作的草本植物，也能派上用場。此外，有時也會因為不安或緊張突然引發強烈的噁心反胃。這是因為自律神經受到刺激，有時還會流冷汗，甚至有快要暈倒的感覺。

藉由精油或草本植物讓胃腸由上到下正常運作

從古早年代開始，反胃嘔吐時的緊急處理方式就是服用薑汁。將薑汁加入紅茶或熱水中喝下，就會比較舒服。若是吃了油膩的食物導致消化不良時，也建議飲用朝鮮薊或是蒲公英的花草茶。這兩種植物都有促進膽汁分泌的作用，可以幫助身體消化脂肪。因緊張而引發噁心反胃時，建議暫時嗅聞胡椒薄荷、桉油醇迷迭香、檸檬、苦橙葉等能夠振奮精神的精油。對暈船、暈車、暈機等也有效果。

為何人一緊張就會噁心想吐

緊張時，交感神經會受到刺激，有時會因此造成副交感神經中分佈於內臟與血管的迷走神經產生過剩反應。迷走神經的反射，就是引起噁心想吐的原因。這時，為了取得神經反射的平衡，使用可以刺激交感神經、振奮精神的胡椒薄荷等精油，便可有效改善。

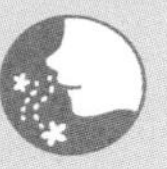

緩解緊張引起反胃感的精油吸入法

材料

桉油醇迷迭香……1滴

方法

將精油滴在手帕或面紙上，靠近鼻子吸入精油香氣。

point

若精油香氣過強，可能會引發頭痛。因此使用吸入法時須控制精油用量，吸入時間也不要過長。使用此法時也可以打開精油瓶蓋直接嗅聞。

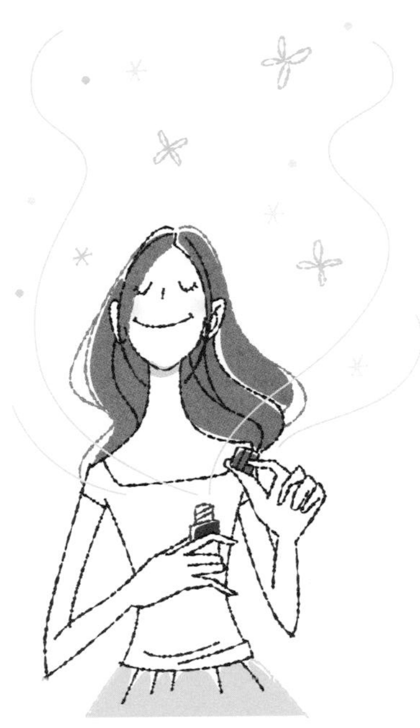

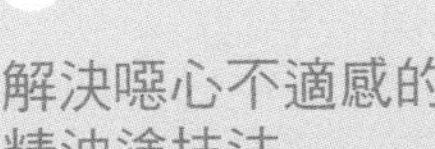

解決消化不良反胃感的花草茶

材料（1人份）

薄荷……2分之1撮

檸檬草……2分之1撮

方法

將草本植物放入茶壺中，注入熱水，燜泡約3分鐘。

point

飲用時嗅聞花草的香氣，更能放鬆心情。

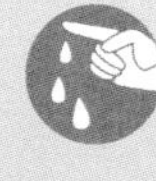

解決噁心不適感的精油塗抹法

材料

胡椒薄荷精油……2滴

甜杏仁油……10ml

方法

在基底油內加入精油，調和完成後，倒在手上塗抹於頸部與胸口。

point

將調和好的油倒入保存容器內，就可隨身攜帶。感到噁心不適時隨時塗抹。用調和油按摩上腹部也有緩解噁心的效果。

便秘

腸道一下緊張、一下遲緩就會引起便秘

便秘是因膳食纖維或水分攝取不足、缺乏運動或精神壓力導致排便發生困難。便秘嚴重時，會有腹痛、腹脹或焦躁不安等主觀症狀。其中女性較會忍耐便意，常導致排便節奏紊亂，引發直腸性便秘。睡眠不足或生活過於忙碌也會造成便秘。此外，大腸激躁症患者常見因精神壓力等因素導致腸道痙攣的痙攣性便秘，以及因年齡增長或缺乏運動導致腸道蠕動減緩的遲緩性便秘，都是常見的狀況。

改善法

重新檢視生活以草本植物或精油代替便秘藥物

想解決便秘問題，必須維持正常均衡飲食、確保充足睡眠、適度運動，且不能累積太多壓力。許多人一有便秘情況就立刻服用瀉藥，但太常使用瀉藥，會導致不服瀉藥就無法排泄，便秘的情況也會越來越嚴重。有許多草本植物都可以促進腸道蠕動，建議在演變成慢性問題前，利用這些植物解決便秘。此外，胡椒薄荷等精油也有類似的功效，將這些精油塗抹在腹部按摩，也有改善便秘的效果。

不易引起腹痛的瀉藥

近年來市售的瀉藥中，有些添加氧化鎂成分，較不易引起腹痛。氧化鎂可以在腸道內吸收水分，使大便變軟，促進排便。這種瀉藥不會強迫直腸蠕動，因此服用後較不易引起腹痛。

可改善便秘的各種草本植物

蒲公英的根部含有具有軟便作用的菊糖，特徵是效果穩定，不會引發腹痛。市面上有販售以蒲公英煎焙製成的蒲公英咖啡，如有需要可多加利用。此外，檸檬草與薄荷可以促進腸道蠕動，也有改善便秘的效果。

此外，車前子與亞麻的種子具有與水溶性膳食纖維相同的效果，可以吸收水分，使乾燥的大便變軟，在外國以可改善便秘而聞名。目前市面上有販售車前子製成的健康食品，但亞麻在日本較難取得。

促進腸道蠕動的精油按摩

材料

胡椒薄荷精油……2滴
甜杏仁油……10ml

方法

將精油倒入基底油中混合均勻，做成按摩油。將按摩油倒在手上，順著腸道方向（順時針）畫圓，輕柔按摩。

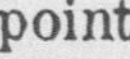

point

不要太用力按壓，輕輕摩挲即可。也可再添加同樣具有促進便意效果的甜橙精油。

讓胃腸清爽舒適的花草茶

材料（1人份）

檸檬草……2分之1撮
薄荷……2分之1撮

方法

將草本植物放入茶壺中，注入熱水，燜泡約3分鐘。

point

想解決便秘問題，必須充分攝取水分。請多飲用花草茶來補充水分。

日常身體不適

腹瀉

症狀

包含精神壓力在內 許多原因都會造成腹瀉

許多原因都會引發腹瀉，例如：食物中毒、消化不良、攝取過多生冷食物、體質或天氣寒冷等等。有些只是暫時性的，過一陣子就會好起來。

此外，精神壓力或生活不規律也是腹瀉的原因之一。腸道機能因為這些因素而失調時，大腸就會無法充分吸收腸道內的水分。造成大便內的水分增加，引起腹瀉。與精神壓力相關的腹瀉以大腸激躁症（參照71頁）最具代表性。

玫瑰果等植物 具有緩和腹瀉的效果

急性的腹瀉是由於身體想盡快把有害的物質排出體外，因此不建議使用藥物強迫止瀉。發生急性腹瀉時，最理想的應對方式是充分補充水分，安靜休養。

精油對腹瀉沒有直接的改善效果，但有幾種草本植物可以在這時利用。例如：玫瑰果，具有緩和腹瀉的收斂作用，效果溫和。若是帶有腹痛的腹瀉，可以再加入德國洋甘菊與茴香，效果更佳。腹痛強烈時，建議添加洋甘草。感冒帶來的腹瀉，

提高腸道免疫力，預防腹瀉

排便發生異常時，代表腸道內的好菌減少了。提高腸道免疫力，就能預防腹瀉或便秘。米糠醃菜等醃漬物含有大量植物性乳酸菌，可有效預防腹瀉或便秘。此外，香蕉等含有豐富寡糖的食物也可幫助增加好菌。

則以目前多用來製作保健食品的金印草較為有效。

早上會因腹痛或腹瀉而醒來的人，建議攝取肉荳蔻。可用磨泥器磨成泥，加入紅茶等飲料中，或是加入燉菜或咖哩等菜餚中。肉荳蔻對受寒造成的腹瀉也能發揮效果。若是因精神壓力造成反覆腹瀉，多屬於大腸激躁症，請參考70～75頁的「胃腸不適」項目。

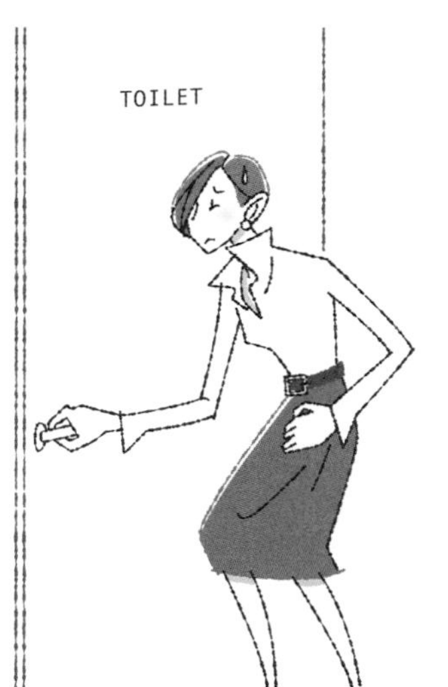

對壓力性腹瀉也有效的花草茶

材料（1人份）

- 德國洋甘菊……2分之1撮
- 茴香……少許
- 洋甘草……少許

方法

將草本植物放入茶壺中，注入熱水，燜泡約3分鐘。

point

感到強烈的壓力時，可以多加些德國洋甘菊。建議多加飲用，藉此補充水分。

對腹痛帶來的腹瀉有效的花草茶

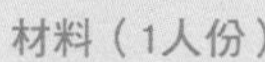
材料（1人份）

- 玫瑰果……2分之1撮
- 洋甘草……2分之1撮

方法

將草本植物放入茶壺中，注入熱水，燜泡約3分鐘。

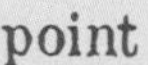
point

帶有酸味的玫瑰果，與甜味較強的洋甘草十分適合搭配。洋甘草也具有緩和壓力性胃痛的效果。

日常身體不適

自律神經失調（POTS）

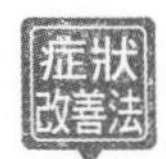

因自律神經的自我控制跟不上身體成長速度而引起

直立不耐症（POTS）是自律神經失調的一種。主要的症狀有：站起來時覺得頭暈目眩、睡醒時昏昏沉沉與疲勞等。常見於身體快速成長的青春期。常有人誤會這種病症是由精神壓力引起，但其實真正的原因是起床時副交感神經無法順利切換至交感神經，有些人的症狀會一直持續到20多歲。要改善直立不耐症，必須設法幫助身體切換自律神經。起床時在房內噴加入檸檬或葡萄柚精油的芳香噴霧，能讓人神清氣爽，不再昏沉。

讓人神清氣爽的芳香噴霧

材料

- 檸檬精油……10滴
- 無水酒精……10ml
- 蒸餾水……40ml
- 保存容器（噴霧式）

方法

將精油與無水酒精倒入保存容器內，加入蒸餾水後混合均勻。

point

也可以用葡萄柚精油代替檸檬精油。使用時須避免對著人噴。

振奮精神的精油濕敷

材料

- 桉油醇迷迭香精油……1滴

方法

用臉盆裝冷水，滴入精油後充分攪拌均勻，用毛巾或布沾取後扭乾，敷在臉上。

point

也可以用茶樹精油來代替。濕敷時請閉上眼睛，不要讓精油跑到眼睛裡。

橋口醫師診治的
病例

藉由早晨保養
克服自律神經失調的直立不耐症

（國中1年級女生・S小妹）

據說每40～50人中，就有一個直立不耐症患者。這種病症的特徵在於早上發生身體不適，讓人難以適應社會生活，許多患者因此感到沈重的精神壓力。不過，直立不耐症原本是與精神問題無關的病症。

本次病例是國中1年級的女生。S小妹因在學校朝會昏倒，早上也有氣無力而前來就診。媽媽擔心S小妹「是不是因為不想去上學，才會一到早上就不舒服」，但其實直到症狀出現前，S小妹的學校生活都過得非常愉快。是因社團活動忙碌，睡眠時間減少，導致副交感神經無法順利切換到交感神經。同時又因為S小妹的身高突然長高，神經系統的發展無法跟上身體的成長，也是造成不適症狀的因素之一。除治療外，我也請S小妹同時進行自我保養，讓早上的交感神經清醒，身體切換到活動模式。

早上起床，在床上先喝一杯柑橘類的新鮮果汁，嗅聞香氣讓身體清醒。接著用加入桉油醇迷迭香精油或茶樹精油的冷水洗臉。藉由清爽的強烈香氣加上冷水的觸感，刺激交感神經。開始覺得肚子餓時，再吃早餐補充葡萄糖，促進大腦活力。這套流程建議在有充分時間的前提下實行。S小妹在媽媽的幫助下每天早上實行這些保養法，直立不耐症漸漸改善，現在再也不會昏倒了。

眼睛疲勞

症狀改善法

藉由精油與草本植物緩解乾眼症與肌肉緊張

因長時間使用電腦工作等原因過度用眼時，眨眼次數會減少，眼睛也會因此而變乾。另外，眼睛對焦時使用的肌肉疲乏，也是造成眼睛疲勞的原因之一。想解決這些問題，必須熱敷眼睛周圍的肌肉。利用具有放鬆效果的薰衣草、羅馬洋甘菊或甜橙精油加入溫水，濕敷眼睛，可以促進血液循環，暫時緩解症狀。

飲用花草茶放鬆心情，對緩和肌肉緊張也有幫助。若是當天還有工作要做，建議選用薄荷或檸檬馬鞭草。一天結束要休息時，則選用放鬆作用較強的德國洋甘菊，效果最佳。眼睛疲勞時，容易同時引發肩頸痠痛與緊張型頭痛，請參照56～61頁的「頭痛」與166～167頁的「腰痛、肩頸痠痛」項目。

舒緩眼睛疲勞的精油溫敷

材料

薰衣草精油……2滴

方法

在臉盆內注入熱水，滴入精油後攪拌均勻。將乾淨的毛巾或布泡入水中，盡量扭乾後敷在眼睛上。濕敷時一定要閉上眼睛。

歐洲人會利用草本植物製作洗眼液與眼藥水

在歐洲，人們會用草本植物來製作洗眼液與眼藥水。使用的草本植物為金盞花或洋甘菊。用蒸餾水加入草本植物烹煮，再以濾紙過濾，去除細小雜質後放涼，用來清洗眼睛或當作眼藥水使用。

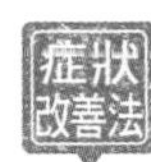

日常身體不適

嘴破

症狀改善法

藉由洋甘菊茶或茶樹精油改善

嘴破是口中黏膜發生潰瘍等發炎現象。以皰疹病毒引起的最為常見。因維他命B群不足引發的嘴破，其實並不多。因皰疹病毒引發的嘴破，特別容易在發燒、疲勞、長時間曝曬紫外線及壓力過大時發生，若反覆嘴破，可能是免疫力過低，請參照62～67頁「感冒症狀」項目，提高免疫力。

嘴破時，將具有保護效果的洋甘菊茶放涼後含在口中可有效緩和發炎。這個方法也可以用來預防嘴破。另外，茶樹精油具有抗發炎效果，可以促進傷口修復。可用棉花棒沾取少量，直接塗抹在傷口上。但茶樹精油有苦味，不適合用於小孩。

緩解嘴破發炎現象的洋甘菊茶

材料（1人份）

德國洋甘菊……1撮

方法

將草本植物放入茶壺中，注入熱水，燜泡約3分鐘。放涼後含在口中，過一陣子再喝下。

牙齦發炎也是身體狀況不佳的徵兆

口腔中有許多細菌，但因唾液與口腔黏膜有強烈的免疫力，只要身體健康良好，細菌就無法接近。但當身體免疫力降低，口腔免疫力也會隨之減弱，即使有刷牙，牙齦發炎的機率也會升高。

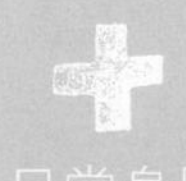

痔瘡

症狀改善法

發生於肛門與周圍的疾病 須保持排便順暢

痔瘡有幾種不同的種類，主要分為痔核、裂痔與痔瘻等3種。不論是哪一種，都必須靠保持排便順暢來預防與改善。請參照78～79頁的「便秘」與80～81頁的「腹瀉」，改善排便狀況。

肛門周圍的瘀血會導致痔瘡症狀惡化，可利用能改善血液循環的坐浴或精油浴；塗抹加入精油的軟膏也是有效的改善方式。兩種方法都建議選用可有效改善瘀血的絲柏與杜松等精油。

預防肛門瘀血的坐浴

材料

絲柏精油……3滴

方法

大臉盆裝入溫水，滴入精油後攪拌均勻，蹲坐讓臀部泡進水裡。

point

也可換成全身浸泡的精油浴。精油成分必須經皮膚吸收，泡澡後請不要再淋浴。

加速痊癒的精油軟膏

材料

杜松精油……1滴

蜜蠟……約20g

方法

用隔水加熱等方式融化蜜蠟，稍微放涼後加入精油攪拌均勻，塗抹在肛門處。

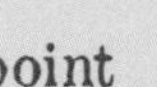

point

精油容易揮發，請盡量在每次使用前製作。也可用乳油木果油或基底油取代蜜蠟，但基底油保護力會比蜜蠟低一些。

日常身體不適

念珠菌感染

症狀改善法

茶樹可預防念珠菌繁殖

念珠菌感染是因存在日常生活中的真菌（黴菌）白色念珠菌增殖所導致。主要的原因為免疫力低下，有時性行為與服用抗生素也會引發。男性不易感染，有些女性會反覆感染。嬰兒甚至會與尿布疹同時發作。

女性若是陰道感染念珠菌，會大量排出優格狀的分泌物，外陰部也會感到搔癢。治療時會使用抗真菌陰道塞劑與軟膏，但念珠菌感染很容易反覆發作，為了抑制念珠菌繁殖，建議使用具有抗真菌作用，同時可提高免疫力的茶樹精油。可以在泡澡時加入精油，或是在洗澡後用臉盆裝熱水滴入1滴精油淋在患部上或沖洗陰道，效果更佳。

預防念珠菌感染的陰道灌洗

材料

茶樹精油……1滴

方法

在約1公升水中滴入精油，充分攪勻後倒入陰道灌洗器內沖洗陰道。過度灌洗對身體並無好處，因此不需要每天灌洗，只要在月經後或性行為後使用即可。

孕婦特別容易發生陰道念珠菌感染？

有一個說法是懷孕時陰道特別容易感染念珠菌，但其實並沒有太大的差異。非孕婦感染率約為15%，孕婦為20%，孕婦比非孕婦稍高。懷孕時必須進行各種檢查預防感染，可能是因此特別容易發現感染念珠菌。

膀胱炎

症狀 易反覆發作，多發生於女性的泌尿器官疾病

膀胱炎會讓人感覺尿不乾淨，排尿時有痛感，病因是大腸桿菌等細菌感染，容易因為憋尿或抵抗力、免疫力下降而發病。女性患病率高於男性是因為尿道比男性短，外界細菌容易侵入體內。

因年齡增長引發萎縮性陰道炎時，對細菌的抵抗力也會降低，更容易罹患膀胱炎。這種細菌性膀胱炎需要使用抗生素治療，因此須先就醫。

改善法 藉由大量排尿趕跑體內的細菌

治療膀胱炎必須清除膀胱與尿道內的雜菌。症狀較輕時，只要多攝取水分，多上廁所就可望改善。可選用能增加尿量，具有利尿作用的蕁麻與蒲公英幫助排尿。咖啡因雖然也有利尿效果，但會刺激膀胱，造成尿不乾淨的感覺，建議避免攝取。此外，蔓越莓有抗菌作用，可以預防細菌附著在尿路內。建議以果醬、果汁或健康食品等方式攝取。

大腸桿菌易產生抗藥性

膀胱炎最常見的致病菌是大腸桿菌，屬於細菌感染，可用抗生素治療，但大腸桿菌容易產生抗藥性（對藥物有抵抗力），頻繁服用抗生素，會助長大腸桿菌的抗藥性，有時反而會讓治療越來越困難。建議多利用草本植物保養，避免過度依賴藥物。

增加如廁次數的花草茶

材料（1人份）

蒲公英……1撮

方法

將草本植物放入茶壺中，注入熱水，燜泡約3分鐘。

point

養成大量排尿的習慣，可以預防膀胱炎。請多喝些花草茶，增加排尿量。

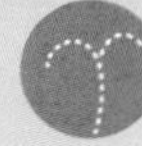

洗澡後用精油沖淨外陰部

材料

茶樹精油……1滴

方法

洗完澡後，用臉盆裝溫水，滴入精油，淋在外陰部上。

point

也可以用臉盆裝溫水後，採用坐浴的方式浸泡。

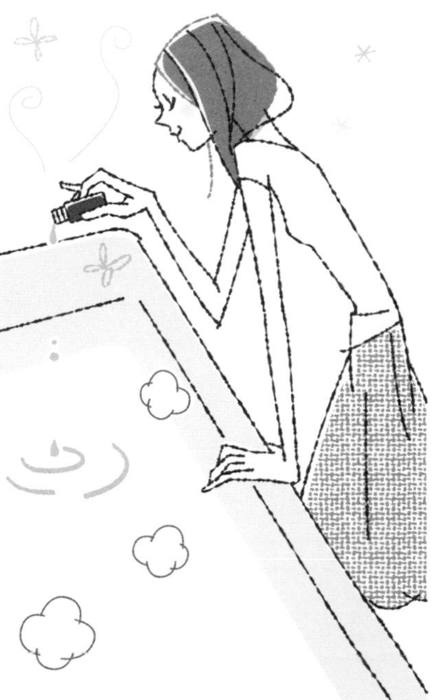

可預防膀胱炎復發的每日精油浴

材料

茶樹精油……2滴

薰衣草精油……1滴

方法

將精油滴入洗澡水中攪拌均勻，用來泡澡。

point

想預防膀胱炎，維持肌膚的好菌十分重要，建議每天都用精油泡澡。選用具有抗菌作用的茶樹及具抗菌、鎮靜效果的薰衣草精油，可放鬆身心。

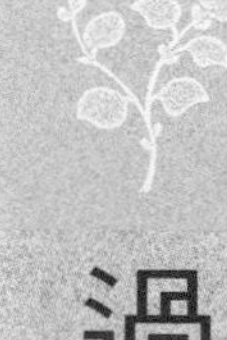
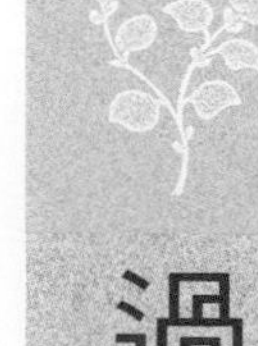

過敏

利用精油與草本植物解決不舒服的過敏症狀及過敏帶來的煩躁情緒

過敏的原因是免疫系統的過度反應

據說約有一半的日本人患有花粉症、異位性皮膚炎或氣喘等過敏疾病。造成過敏疾病可能的原因有飲食西化、環境變化、過度潔癖與壓力過大等等。

人體原本就具備免疫系統，被異物入侵時會將它排出體外。然而，當免疫系統因為某些因素而過度運作，就會釋放組織胺等生理活性物質，開始攻擊對人體無害的異物，這種反應就稱為「過敏」。

造成過敏的原因稱為「過敏原」，食物、花粉或灰塵等都可能成為過敏原。每個人的過敏原都不盡相同。

想讓免疫系統回到正常狀態，除了治療，還需要改善長期的生活習慣，尤其是睡眠不足。睡眠不足會造成各種不適症狀，建議使用可提高睡眠品質的精油或草本植物，且平常就要確保充足的休息時間（參照118～121頁）。

突然發作的花粉症

花粉症是一種極具代表性的過敏，有時會突然發作，通常都發生在花粉大量飛散的年份。這是因為好幾季累積的花粉終於超過了身體可以容許的量。不過，若是在同一個地區居住十年以上，就很少會有突然發作的情況。

壓力是最大的敵人！用精油與草本植物紓緩身心

若是已經找出過敏原，只要避免接觸，過敏症狀就能緩解。不過，若是過敏原太多，可能無法完全避免接觸，會以減輕症狀的療法為主。

服用過敏藥物時，可以同時使用具有抗過敏、抗發炎作用，或可緩和搔癢與鼻炎等症狀的精油與草本植物。令人不適的過敏若是長時間未緩解，會造成心理壓力，對免疫系統造成影響，容易導致過敏再次惡化的惡性循環。因此，過敏嚴重的人，建議平常就使用有放鬆效果的精油或草本植物，療癒身心。

有「抗過敏效果」的精油與草本植物

※對氣喘有效

精油　德國洋甘菊、茶樹、乳香、藍膠尤加利、薰衣草

植物　德國洋甘菊、百里香、茶

※對花粉症有效

精油　茶樹、胡椒薄荷、藍膠尤加利

植物　紫錐菊、接骨木、紫蘇、蕁麻、亞麻、薄荷、檸檬馬鞭草

※對異位性皮膚炎有效

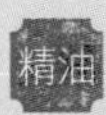
精油　德國洋甘菊、茶樹、乳香、薰衣草、香蜂草

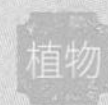
植物　接骨木、德國洋甘菊、金盞花、紫蘇、蒲公英、蕁麻、亞麻、洋甘草

氣喘

氣喘發作時 會反覆發生喘鳴與咳嗽

氣喘是支氣管或肺部呼吸道慢性發炎的疾病。發作時支氣管會收縮，反覆出現激烈的咳嗽、喘鳴與呼吸困難等症狀。

除了過敏原進入體內引起的過敏反應外，感冒、氣壓與氣溫的變化、運動等也都可能是誘發氣喘發作的原因。為了防止氣喘發作，必須接受對症治療，並藉由保養解決壓力與睡眠不足等問題，使免疫系統恢復正常。

改善法

塗抹有化痰與止咳效果的精油

嚴重氣喘時，連日常生活都會變得十分困難。必須使用藥物治療，再利用精油與草本植物保養，能更有效地緩解症狀。

壓力會對免疫系統造成負面影響，使氣喘症狀惡化，因此平常就必須注意不要累積太多壓力。預留一段可以休息放鬆的時間使用享用芳療與花草茶。挑選精油與植物時，不要太在意效果，選用最能讓自己感到放鬆的精油或植物即可。

氣喘時不可以漱口

氣喘時，因氣管的過敏度升高，只要仰頭就會使氣管受到刺激，嗆咳不止。因此，氣喘發作時建議不要漱口。需要潤喉時，最理想的方法是喝飲料或吃糖果。

藍膠尤加利精油具有化痰效果，對氣喘也有效。蒸氣吸入法適用於呼吸器官的保養，但氣喘時使用蒸氣吸入可能反而會誘發嗆咳，最好不要使用此種方法。建議以基底油稀釋後，塗抹在頸部與胸口，可以緩解症狀。

此外，氣喘發作時還可以飲用洋甘菊茶，大量補充水分。德國洋甘菊具有保護黏膜與抗發炎效果，可以滋潤喉嚨。同時也具有鎮靜作用，可緩和不適帶來的精神壓力。尤其是孩童，會因氣喘發作感到強烈的不安與緊張，建議讓他們喝點洋甘菊茶鎮靜精神。大人也可以選用具有擴張支氣管作用的綠茶或紅茶來補充水分。

緩解氣喘發作帶來精神壓力的精油浴

材料

薰衣草精油……1～3滴
天然鹽……1撮

方法

在天然鹽中加入精油，充分混合後倒入浴缸中，攪拌溶解，用來泡澡。

point

氣喘發作時，肌肉也會緊繃。泡澡時請慢慢吸入香氣，緩解身心的緊張。請選擇具有放鬆效果較強的精油。不一定要使用薰衣草，建議挑選自己喜歡的精油。

緩和咳嗽與喉嚨不適感的精油塗抹法

材料

藍膠尤加利精油……2滴
甜杏仁油……10ml

方法

在基底油內加入精油，調和完成後，倒在手上塗抹於頸部與胸口。

point

將調和好的油倒入保存容器內，就可隨身攜帶。建議1天塗抹2～3次。藍膠尤加利除了具有化痰效果，還可以讓身心舒暢。

花粉症

花粉症會導致失眠與注意力減低

杉樹、檜樹、豚草、稻等許多植物都是會引發花粉症的過敏原。日本人又以杉樹花粉症占壓倒性的多數。花粉症的代表性症狀，有打噴嚏、流鼻水、眼睛癢等等。這些症狀可能會導致患者無法熟睡、注意力減低、有氣無力，甚至有類似發燒的情況，對日常生活造成阻礙。

花粉症是在過敏原（花粉）四處飛散時發病，因此只要找出過敏原，就能在發生前先預防。

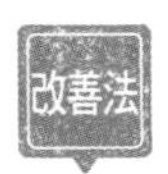

養成自我保養的習慣藉此緩和症狀

引起花粉症的是組織胺等生理活性物質。因此，藥物治療會使用抗組織胺及防止組織胺游離的抗過敏藥物。精油與草本植物並不能當成治療花粉症的特效藥，但可以緩解不舒服的症狀。

需緩解鼻塞時，具清涼感的胡椒薄荷或藍膠尤加利精油都很有效。用溫水稀釋後濕敷在鼻子上，能讓鼻腔清爽舒適。此外，喝薄荷茶對緩解鼻塞也有幫助。

過敏性鼻炎或結膜炎發作時，鼻腔或

植物中也含有組織胺

新鮮蕁麻的葉子上有細刺，觸碰以後會感到又痛又癢。這是因為蕁麻的刺中含有會引發過敏的組織胺。不過，若是做成花草茶飲用，就不會引發過敏，反而可以緩和花粉症的症狀。

眼睛黏膜的血管會擴張。黏膜血管擴張時，水分會跟著滲出，因此會流鼻水，或是因黏膜水腫導致鼻塞。蕁麻是一種可有效解決黏膜水腫的草本植物，同時還具有抗過敏作用，建議在花粉開始飛散前就飲用蕁麻花草茶。加上可緩解喉嚨與鼻子不適感的檸檬馬鞭草或薄荷，風味更怡人，還能發揮多種草本植物的相乘效果。

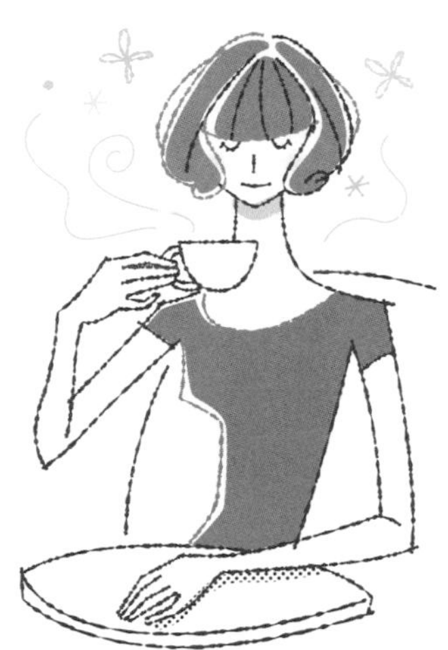

解決花粉症鼻塞的濕敷

材料

胡椒薄荷精油	2滴

方法

在臉盆內注入適溫的溫水，滴入精油後攪拌均勻。將乾淨的毛巾或布泡入水中，盡量扭乾後敷在鼻子上。

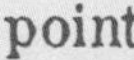

point

請閉上眼睛再濕敷。胡椒薄荷精油也可以用藍膠尤加利來代替。用基底油稀釋後塗抹在頸部與胸口，也有很好的效果。

緩和黏膜腫脹的花草茶

材料（1人份）

蕁麻	2分之1撮
薄荷	2分之1撮

方法

將草本植物放入茶壺中，注入熱水，燜泡約3分鐘。

point

飲用時建議一邊吸入蒸氣一邊喝，更能解決鼻塞問題。若不習慣蕁麻與薄荷的味道，加入一些檸檬馬鞭草會更好喝。

異位性皮膚炎

症狀 許多患者在成人後才發病 強烈的搔癢造成心理壓力

異位性皮膚炎會使皮膚發生紅疹，且伴有強烈的搔癢感。許多患者都在嬰幼兒期開始發病，因食物過敏而導致的異位性皮膚炎，多在1歲前發病。不過，最多的還是1歲後因皮膚乾燥而發作的案例。皮膚有保護身體不受刺激的屏障功能，1歲之後，肌膚乾燥，皮脂分泌量減少，屏障功能減弱，因此容易發生異位性皮膚炎。

有些患者在成長期間症狀會漸漸減輕，也有些人會在長大成人後再次發作，甚至是成人後才首次發病。造成異位性皮膚炎惡化的原因有精神壓力與疲勞。感到緊張時，血液循環會變差，使皮膚更為乾燥，若已經有皮膚炎，身體的修復功能也會變差。強烈的搔癢也會造成相當大的壓力，容易因此陷入惡性循環。故保養時必須紓解壓力。此時，具有放鬆及抗發炎效果的精油與草本植物就能派上用場。精油以薰衣草，草本植物以德國洋甘菊為代表。這兩種植物也具有助眠作用，因搔癢而無法入眠時，也能發揮效果。

異位性皮膚炎患者的沐浴法

對異位性皮膚炎患者而言，想滋潤肌膚，就必須洗澡。不過，沐浴後皮膚會更癢，常常讓人提不起勁洗澡。這時，可以將具有抗發炎效果的洋甘菊或金盞花熬煮成汁液，加在洗澡水中。加入精油或草本植物，藉此減少熱水對皮膚造成的刺激。

症狀若不嚴重 建議持續使用精油保養

皮膚上的壞菌——金黃色葡萄球菌增加，可能會導致異位性皮膚炎惡化。這時，可以使用能抑制壞菌，並改善皮膚免疫狀態的茶樹精油及薰衣草精油。肌膚極度乾燥時，建議使用可保護肌膚的荷荷巴油；搔癢感強烈時，則使用具消炎效果的葡萄籽油來製作調和油。若同時有使用塗抹式的藥膏，在塗抹藥膏後再擦調和油，可提升保濕效果。不過，塗抹調和油可能會導致藥膏吸收效率改變，因此必須與主治醫師商量。皮膚炎嚴重發作時，有些人可能會因精油的刺激導致病情惡化。請在沒有皮膚炎的部位先做敏感性測試，觀察狀況後再使用精油。

緩和搔癢感的精油浴

材料

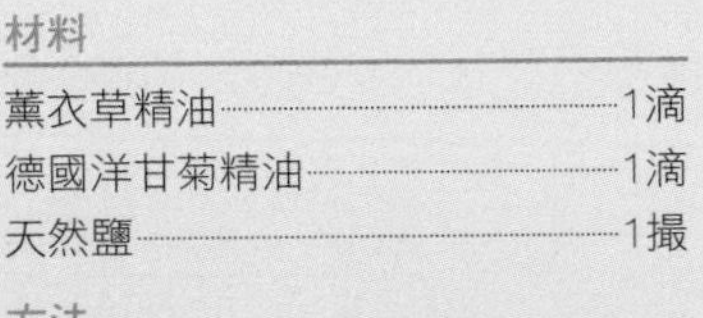

材料	份量
薰衣草精油	1滴
德國洋甘菊精油	1滴
天然鹽	1撮

方法

在天然鹽中加入精油，充分混合後倒入浴缸中，攪拌溶解，用來泡澡。

point

泡澡時請慢慢吸入香氣，緩解身心的緊張。精油也可以使用一種就好。若要使用其他精油，須挑選對肌膚刺激較低的種類。肌膚狀況不好時，請不要使用精油。

保濕並抑制搔癢的精油按摩

材料

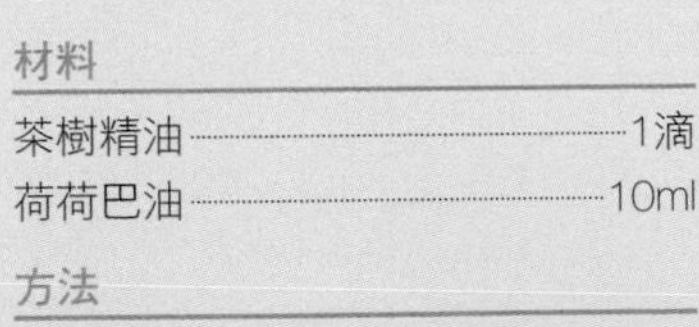

材料	份量
茶樹精油	1滴
荷荷巴油	10ml

方法

將精油倒入基底油中混合均勻，做成按摩油。塗在搔癢或乾燥的部位，輕柔摩挲。

point

請在沐浴後，肌膚濕潤時再按摩。茶樹精油也可以用薰衣草精油代替。搔癢感強烈，皮膚較不乾燥時，建議以葡萄籽油代替荷荷巴油。使用前一定要先做敏感性測試，並避免在肌膚狀況不好時使用精油。

生活習慣病

想改變不良生活習慣時，精油與草本植物都可以幫上忙。

自我保養的訣竅是「不勉強、不放棄」

癌症、腦中風、心臟病、糖尿病、高血脂、肥胖等疾病，被稱為「生活習慣病」。據說，日本人的死因約有三分之二是生活習慣病。平常生活不健康也是造成生活習慣病的因素之一，但最大的原因還是年齡增長。

舉例來說，停經後的女性低密度脂蛋白膽固醇（LDL-C）會升高，這是因為隨著年齡增長，女性荷爾蒙減少而導致，與生活習慣與飲食內容無關。因此，勉強自己嚴格限制飲食，企圖讓數值下降，也只會造成反效果。這種精神狀態還會使神經緊張，提高心肌梗塞的發病機率。不過，若是因此而覺得「年紀到了也沒辦法」，不設法改善，數值只會越來越高，甚至併發其他生活習慣病。

年齡增長是無法阻止的，不過，只要記住與身體妥協的方法，就能繼續維持健康。生活習慣病的保養法，必須長期持續，不要勉強去控制年齡增加帶來的不適，也不要因為放棄而乾脆過著不健康的生活。首先，請試著用精油與草本植物幫助面對生活習慣病帶來的不適。

壓力大會誘發生活習慣病

壓力太大時，睡眠品質會降低，也容易暴飲暴食或吸菸。這些都是導致生活習慣病的導火線。請善用精油與草本植物進行保養。草本植物的抗氧化作用可阻止細胞老化，進而預防生活習慣病。

利用精油與草本植物重整混亂的生活習慣

要預防生活習慣病，必須確保足夠的睡眠時間，重新檢視飲食，加上適度運動。不過，相信也有許多讀者「因為工作繁忙，很晚才吃晚餐，而且慢性睡眠不足」。改善生活固然重要，但若遇到困難，建議借助精油與草本植物的力量。現在就開始使用具有助眠、降低食慾等效果的植物進行保養，維持健康吧！

此外，香菸是各種生活習慣病的導火線，請藉由精油與草本植物的效果戒除菸癮。過度攝取酒精或咖啡因也會造成問題，只要用花草茶代替酒或咖啡，身體狀況就會改善。

可有效改善「生活習慣病」的精油與草本植物

※幫助減重

精油 葡萄柚、絲柏、杜松、胡椒薄荷、馬鞭草酮迷迭香

植物 車前子、蒲公英、蕁麻、亞麻

※改善高血壓

精油 依蘭依蘭、羅馬洋甘菊、快樂鼠尾草、檀香、大西洋雪松、乳香、薰衣草

植物 蔓越莓、茶、大蒜、西番蓮、山桑子、歐蓍草、椴花、香蜂草

※改善脂肪肝

植物 朝鮮薊、薑黃、蒲公英、水飛薊、洋甘草

生活習慣病

肥胖

肥胖是高血壓、糖尿病、高血脂的危險因子

肥胖又稱為「生活習慣病之源」，是高血壓、糖尿病、高血脂等疾病的危險因子。以日本人來說，只要BMI值（體重（kg）÷身高（m）÷身高（m））為25以上，就屬於肥胖。皮下脂肪雖然難以減少，但帶來的危害並不多。內臟脂肪的特徵則是容易增加也容易減少。肥胖的主要原因是飲食過量。隨著年齡增長下降的基礎代謝與運動不足，也是造成肥胖的原因之一。請試著用精油與草本植物輔助飲食療法及運動療法，達成減重的目標。

痛苦的減重過程 建議用芳療來減輕精神負擔

許多人都以為「減重＝不能吃肉」，其實，若沒有好好攝取蛋白質，基礎代謝會降低，反而更難變瘦。開始減重時，首先要減少攝取酒精與零食。特別是女性，有許多人平常就攝取過多的碳水化合物，必須特別注意不要吃下過量食物。

過度的飲食限制會累積精神壓力，最糟糕的結果就是因壓力過大而暴飲暴食。減重能否成功，關鍵在於精神狀態的穩定，建議以具有放鬆效果的精油或草本植物減輕精神負擔。

長期的減重計畫較不容易失敗

花時間慢慢減重，比較不容易復胖。每天實行「飲食加運動減少200大卡」，1年就能減下4～5公斤。100大卡相當於少吃半碗飯，或是快走30分鐘，並不會太難。

改善法

利用精油或草本植物增進新陳代謝

除了精神面的幫助，還有些精油與草本植物可以幫助我們打造易瘦體質。

精油以可促進皮下脂肪代謝的葡萄柚與黑胡椒較為知名。容易因為水腫導致體重上升的人，建議使用杜松或絲柏，發揮幫助身體排出多餘水分的效果。使用這些精油按摩，還可以振奮心情。此外，蕁麻與蒲公英等花草茶可以消除水腫，建議養成飲用的習慣。

便秘也是減重的天敵，容易便秘的人請參照78～79頁的「便秘」項目，適當控制排便頻率。

促進代謝的精油按摩

材料

葡萄柚精油……2滴
甜杏仁油……10ml

方法

將精油加入基底油中充分混合，做成按摩油。將按摩油倒在手上，塗在腹部與腿部上，輕柔按摩。

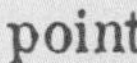

先泡澡促進血液循環，再接著按摩，效果更佳。據說葡萄柚具有消除空腹感的效果。也可用黑胡椒精油代替。

易水腫體質適用的精油按摩

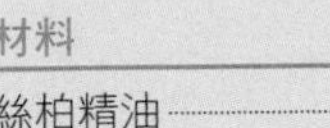

材料

絲柏精油……2滴
甜杏仁油……10ml

方法

將精油加入基底油中充分混合，做成按摩油。將按摩油倒在手上，塗在腹部與腿部等易水腫處，輕柔按摩。

point

先泡澡促進血液循環，再接著按摩，效果更佳。需緩解減重帶來的煩躁時，建議搭配具有鎮靜效果的薰衣草精油。絲柏精油也可用杜松代替。

生活習慣病

高血壓

高血壓沒有自覺症狀 感到壓力時血壓就會上升

安靜不動時收縮壓（較高的血壓）達140以上，舒張壓（較低的血壓）達90以上，且此狀態一直持續，就稱為高血壓。高血壓多半是年齡增長導致的本態性高血壓，但高血壓也與精神壓力、遺傳與生活習慣有極強的關聯。

人到了40歲之後會漸漸出現許多生活習慣病，高血壓也是其中之一，特徵在於幾乎沒有自覺症狀。較具代表性的治療法有藥物療法與限制鹽分攝取等。此外，精神壓力會導致血壓急遽上升，建議使用精油或草本植物維持穩定的精神狀態。

放鬆舒緩、防止血壓上升的植物可改善高血壓

因緊張而導致血壓上升的人，具有鎮靜作用的薰衣草、羅馬洋甘菊、快樂鼠尾草或依蘭依蘭精油可以派上用場。容易焦躁不安的人，建議使用乳香或檀香等可營造森林浴氣氛的針葉樹系列精油。推薦使用擴香、精油浴，或是可舒緩身心的精油按摩等方式。

草本植物以可擴張末梢血管的歐蓍草、椴花，以及可預防緊張導致高血壓的香蜂草及西番蓮較為有效。

對生活不造成阻礙的低血壓無需擔心

就算量出來的血壓比標準值低，只要不覺得不適，就沒有問題。低血壓的人，由於交感神經的過剩反應較少，心臟病與中風的機率也比較低。若因低血壓早上不易起床，難以開始一天的活動，請進行82～83頁的「自律神經失調」保養法，改善不適。

緩解一日緊張的精油浴

材料

大西洋雪松精油……3滴
天然鹽……1撮

方法

在天然鹽中加入精油，充分混合後倒入浴缸中，攪拌溶解，用來泡澡。

point

將精油加入天然鹽混合後，精油會比較不容易揮發。慢慢吸入香氣，就像在森林浴一樣能讓身心放鬆。

預防血壓急速上升的精油按摩

材料

薰衣草精油……1滴
快樂鼠尾草精油……1滴
甜杏仁油……10ml

方法

將精油加入基底油中充分混合，做成按摩油。將按摩油倒在手上，塗在頸部與肩膀等部位，輕柔按摩。

point

若有會令人緊張的場合，可在事前先進行按摩，放鬆身心。感到頭痛時，按摩也可以緩解疼痛。

穩定血壓的花草茶

材料（1人份）

椴花……2分之1撮
香蜂草……2分之1撮

方法

將花草放入茶壺中注入熱水，蓋上蓋子燜泡約 3 分鐘。

point

高血壓患者須盡量避免飲用含咖啡因的飲料，建議養成以花草茶取代咖啡的習慣。

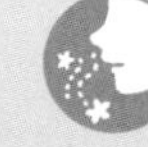

心浮氣躁血壓快要上升時的精油吸入

材料

羅馬洋甘菊精油……1滴

方法

將精油滴在手帕或面紙上，靠近鼻子吸入精油香氣。

point

若精油香氣過強，可能會引發頭痛。因此使用吸入法時須控制精油用量。使用此法時也可以打開精油瓶蓋直接嗅聞。若是不喜歡羅馬洋甘菊的香味，也可以選擇自己喜歡的精油。

生活習慣病

肝功能障礙

症狀

脂肪肝是生活習慣病 須控制酒精與糖分攝取

肝臟是負責營養代謝與解毒的內臟，有「沉默的器官」之稱，特徵是即使有問題，也不會出現自覺症狀。罹患急性肝炎時，可能會突然感到疲勞無力，或是發生黃疸現象。

肝功能障礙有脂肪肝、肝炎與肝硬化等等。病毒或免疫異常造成的肝炎並不是患者的錯，但最常見的酒精性肝炎及非酒精性的脂肪肝都是生活習慣病。飲酒要適量，糖分攝取也必須控制。

洋甘草等草本植物 對肝臟有益

可以保護肝臟的草本植物有洋甘草等等。洋甘草的主要成分是甘草素，與用於肝功能障礙的藥物與注射藥劑是相同的成分，可以幫助功能減退的肝臟運作。不過，長期大量攝取洋甘草對身體有害，使用時須注意攝取量。

其他對肝臟有保護作用的成分還有水飛薊含有的水飛薊素與朝鮮薊含有的洋薊素。主要以濃縮劑的方式在市面流通，在歐洲則當成肝臟保護劑使用。

薑黃不是飲酒過量的救星

薑黃含有可以保護肝臟的薑黃素，因此具有緩解宿醉的效果。服用薑黃能減輕宿醉的不適，但想預防生活習慣病，還是必須減少飲酒量。請不要把薑黃當成飲酒過量的救星。

改善法

養成以花草茶代替睡前酒的習慣

脂肪肝指的是肝臟堆積過多中性脂肪的狀態。原因主要是肥胖、糖尿病或攝取過多的酒精或糖分。請參照100～101頁的「肥胖」章節，減重並改善飲食生活。

許多人都會因為「不喝酒就睡不著」而在睡前喝酒，但其實睡前喝酒會讓睡眠變淺，更容易在入睡後2～3小時就醒來，無法確保優良的睡眠品質，反而只會一直累積疲勞。有許多精油與草本植物都有安眠與恢復疲勞的效果（請參照118～121頁），請試著飲用花草茶或安眠擴香，戒除睡前飲酒的習慣。

代替睡前酒的花草茶

材料（1人份）

- 德國洋甘菊……1撮
- 洋甘草……少量

方法

將花草放入茶壺中注入熱水，蓋上蓋子燜泡約3分鐘。

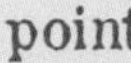

point

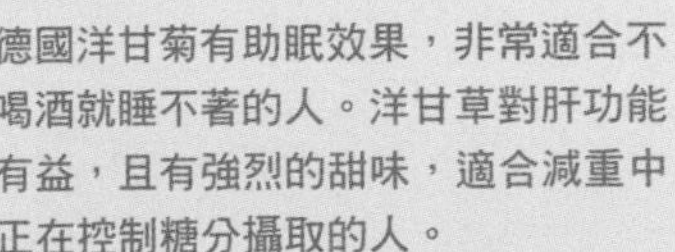

德國洋甘菊有助眠效果，非常適合不喝酒就睡不著的人。洋甘草對肝功能有益，且有強烈的甜味，適合減重中正在控制糖分攝取的人。

強化肝功能的花草茶

材料（1人份）

- 朝鮮薊……2分之1撮
- 德國洋甘菊……2分之1撮

方法

將花草放入茶壺中注入熱水，蓋上蓋子燜泡約3分鐘。

point

朝鮮薊有保護肝功能的功能，但帶有苦味，建議加入德國洋甘菊，風味會更加怡人。

菸癮

想吸菸時 藉由芳療放鬆身心

吸菸是「有百害而無一利」的習慣。吸菸會導致罹患生活習慣病的機率直線上升，引發癌症等各種疾病。近來女性吸菸者逐漸增加，但吸菸也可能造成胎兒發育不全或不孕，同時還是美容的大敵，加速外觀老化。

此外，二手菸還會妨害他人的健康，為了自己和家人，建議戒菸。最近醫院也有「戒菸門診」，菸癮重的癮君子前往戒菸門診，可以提高戒菸的成功率。

戒菸時，若感到想吸菸可以短時間吸入精油的香氣，藉此轉換心情。需要放鬆時使用薰衣草精油，想清除雜念集中精神時則建議選用胡椒薄荷、檸檬或大西洋雪松精油。

代替香菸的精油吸入法

材料

胡椒薄荷精油……1滴

方法

想吸菸時，將精油滴在手帕或面紙上，靠近鼻子吸入精油的香氣。也可以打開精油瓶蓋直接嗅聞。

幫助戒菸的花草茶

若是喝了咖啡之後會想吸菸，請在戒菸成功前少喝咖啡。建議以薄荷、檸檬草等可以振奮精神的花草茶代替咖啡，感覺疲累時則可以飲用洛神花茶或玫瑰果茶。

橋口醫師診治的
病例

想吸菸時就嗅聞精油
借助芳療的力量成功戒菸

（30多歲女性・M小姐）

無法戒菸的理由分成兩種，一是尼古丁成癮，二是心理性的依賴。若是尼古丁成癮嚴重，請前往戒菸門診接受尼古丁替代療法，較能順利戒菸。心理性的依賴則是因為吸菸已經成為生活的一部分，例如：習慣「飯後一根菸」、「焦躁不安時就想抽一根」等等。M小姐就是心理性依賴的典型案例。

M小姐原本是因為別的理由來我這裡治療，但她很煩惱「1天4根菸的習慣就是戒不掉」。問診後發現，M小姐對尼古丁的依賴度相當低，因此我建議她利用芳療幫助戒菸。

M小姐吸菸的時間是開始工作前、午餐後、下班時與晚餐後，1天共4次。除此之外很少會想吸菸。這4次當中，最想吸菸的就是工作開始前，吸菸對她而言有一種「要好好努力」的提振精神效果。因此我建議她用令人神清氣爽的精油代替吸菸。M小姐喜歡的迷迭香精油剛好非常適合她。若是想放鬆休息時會抽菸的人，則可以選擇薰衣草等精油。

M小姐開始隨身攜帶精油，想抽菸時就嗅聞精油的香氣。短時間嗅聞精油的強烈香氣，可以轉換心情，M小姐也非常順利地戒除了抽菸的習慣。

別小看日常中的輕微壓力 建議經常紓壓

提到壓力，大家常覺得指的是精神壓力，其實在我們的生活中存在著各式各樣的壓力（參照下表）。只要活著，就無法逃避這些壓力，只能與它們和平共存。

壓力之所以帶有負面形象，是因為它會對自律神經與荷爾蒙造成負擔。感到強烈的壓力或長時間有較弱的壓力時，身體的調節會失衡，無法維持穩定。不僅會造成血壓異常與胃炎，還會不斷反覆發生感冒、嘴破等免疫系統異常，甚至引發精神面的各種問題。為了預防這些狀況，建議利用精油與草本植物及早紓壓，避免生活中的微小壓力日漸累積。

壓力的種類

物理性壓力（環境壓力）
噪音、溫度、振動、光線、紫外線等

化學性壓力
食品添加物、香菸、廢氣、藥物等

生物性壓力
細菌、病毒、自身免疫反應、老化等

社會壓力
工作、家庭環境、資訊爆炸等

心理壓力
不安、抑鬱、憤怒、人際關係問題等

壓力也有好處

大家常覺得壓力不是好東西，但其實壓力不見得只會帶來負面影響。舉例來說，挑戰新事物時，常會伴隨壓力，但壓力也會成為原動力與目標。讓壓力發揮正面作用，就能成為生活中良好的刺激與成長的跳板。

活用精油與草本植物紓解日常生活的壓力

紓壓有許多方法，例如：運動、旅遊、唱卡拉OK等，但許多人都因為忙碌而找不到合適的紓壓管道。這時，正是精油與草本植物派上用場的時機。精油與草本植物在日常生活中就可以輕鬆使用。睡前喝一杯放鬆身心的花草茶，沐浴時用自己喜歡的香氣享受芳香浴……只要找到讓自己舒服愉快的方法，就能輕鬆緩解壓力，幫助我們維持身心健康。

建議依照自己當時的需求，例如：想放鬆、想振奮精神，或是想平靜亢奮的心情等等，來選擇使用的精油與草本植物（參照下表），前提是「一定要選擇自己喜歡的植物」。

對「心理失調」有效的主要精油及草本植物

精油與草本植物具有放鬆及振奮精神的效果，按照自己的需求選用，效果更佳。請配合自己的心情挑選。

※想放鬆心情、舒緩情緒

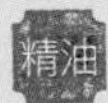

甜橙、羅馬洋甘菊、天竺葵、薰衣草、花梨木

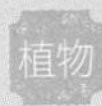

德國洋甘菊、檸檬馬鞭草

※想振奮精神、提振士氣

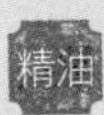

依蘭依蘭、茉莉、橙花、玫瑰

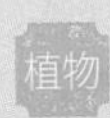

香蜂草、玫瑰、迷迭香

※想從亢奮狀態中冷靜下來

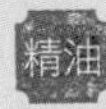

乳香、檀香、大西洋雪松

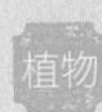

椴花、西番蓮

心理失調

不安、緊張

症狀改善法

利用精油與草本植物提高日常生活的放鬆度

感到強烈的不安或緊張時，可能會引發心悸、呼吸困難甚至噁心反胃，想改善這些問題，不能只靠暫時的處理，必須提高日常生活的放鬆度。在日常生活中飲用具有高度放鬆效果的德國洋甘菊、西番蓮、椴花花草茶，或是具有些許抗憂鬱作用的香蜂草茶，能幫助緩和症狀。暫時性的緊張可採用精油吸入法。建議使用可提振精神的桉油醇迷迭香，或是具有鎮靜作用的薰衣草精油。

緊張時的芳香噴霧

材料

桉油醇迷迭香	10滴
無水酒精	10ml
蒸餾水	40ml
保存容器（噴霧式）	

方法

將精油與無水酒精倒入容器內，加入蒸餾水後混勻。

point

緊張的情緒到達高峰時，請噴一下芳香噴霧。每次使用前都要確實搖勻，須避免對著人噴。也可以用精油吸入法代替噴霧。

易緊張的人適合飲用的花草茶

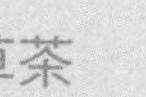

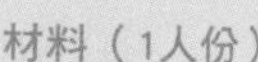

材料（1人份）

椴花	2分之1撮
香蜂草	2分之1撮

方法

將花草放入茶壺中注入熱水，蓋上蓋子燜泡約3分鐘。

point

容易緊張的人，建議養成每天飲用花草茶的習慣。嗅聞花草茶的香氣，也有擴香的效果。

橋口醫師診治的 病例

藉由清新的香氣 消除緊張時出現的噁心反胃

（25～29歲男性・Y先生）

感覺到強烈的不安或緊張時，有時會突然覺得噁心想吐。這是因為緊張的情緒刺激了迷走神經（參照76頁）。Y先生正是為這種症狀所苦，前來就診時主訴「經常感到強烈的噁心想吐，但是去大學醫院檢查胃部，都沒有發現問題」。

Y先生感到噁心想吐的時間點，主要是都是會議或簡報時。推測主要的原因應該是緊張。但Y先生本人並不覺得自己容易緊張，因此沒發現噁心反胃竟然是因為緊張而引起。

這種類型的反胃噁心可以用鎮靜劑預防，但Y先生的症狀並不嚴重，與他商量後，決定先用保養的方式改善。我建議他用具有放鬆效果的德國洋甘菊與促進胃腸蠕動的薄荷一起泡成花草茶，每天飲用。

另外，在會議前若是暫時感到強烈的反胃噁心，可以用提振精神的精油來改善。香味可以依本人的喜好選擇，Y先生平時常嚼薄荷口香糖，因此選用胡椒薄荷與迷迭香的複方精油。這種配方帶有男性也能接受的清新香氣。我將這些精油用基底油稀釋後，裝入滾珠瓶交給Y先生。

Y先生試著在會議前將調和好的精油塗在手腕內側，嗅聞香氣，過了幾個月，他噁心想吐的症狀便慢慢好轉了。

心理失調

焦躁

藉由自我保養 找回沉穩與從容

當事情發展不如預期，人們可能會感到焦慮、神經緊張，甚至易怒。這時，建議使用具有鎮靜作用的精油安撫焦躁心情。自古以來就用在宗教儀式的乳香精油與檀香精油，香氣具有鎮靜心情的效果。想轉換心情時，藉由絲柏等針葉樹類的香氣，能帶來森林浴般的紓壓放鬆效果。花草茶則以椴花較能鎮靜高亢的情緒。

消除焦躁情緒的精油浴

材料

絲柏精油……3滴

方法

將精油滴入浴缸中充分攪拌混合，用來泡澡。

point

因情緒焦躁導致肌肉緊繃時，建議藉由精油浴來改善。只要將精油滴入浴缸即可，簡單無壓力的方法也是它的優點之一。泡澡時請慢慢吸入精油的怡人香氣。

適合煩躁易怒的人飲用的花草茶

材料（1人份）

椴花……2分之1撮

香蜂草……2分之1撮

方法

將花草放入茶壺中注入熱水，蓋上蓋子燜泡約3分鐘。

point

自覺煩躁易怒的人，建議每天飲用花草茶，並在飲用時好好享受它的香氣。

倦怠感

症狀改善法

藉由保養恢復精神疲憊 鼓勵自己繼續前進

是否有時會感到沒有幹勁、有氣無力呢？疲勞與壓力持續累積，心情一直鬱悶，就會無精打采。這時，不要勉強自己擠出衝勁，必須先好好休息，養足精神。

這時，建議選用稍微奢侈一點的精油，例如：玫瑰或橙花、茉莉等，具有穩定情緒、振奮精神的效果，也可以選用依蘭依蘭。讓房間充滿自己喜歡的香氣，好好休息放鬆。

穩定情緒、振奮精神的精油擴香

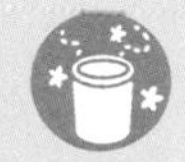

材料

玫瑰精油……2滴

方法

將精油滴入擴香器具，讓室內充滿香氣。

point

玫瑰精油價格頗高，也可以用花梨木或依蘭依蘭來代替。嗅聞精油的香氣，替自己好好充個電。

穩定提升幹勁的花草茶

材料（1人份）

玫瑰花……2分之1撮
玫瑰果……2分之1撮

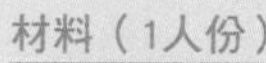

方法

將花草放入茶壺中注入熱水，蓋上蓋子燜泡約3分鐘。

point

玫瑰香味有很好的放鬆效果，飲用時請深深吸入香氣。

心理失調

疲勞

主要由睡眠不足引起易導致身心不適

現代人有時會一直覺得有氣無力，沒有幹勁。最常見的原因是睡眠不足，首先必須好好休息。

若演變成慢性疲勞，大腦也會因為疲倦而無法好好運作，因而無法維持身心平衡，除了身體不適，還會引發睡眠障礙或憂鬱症等精神疾病。資訊過多也是令大腦疲憊的原因之一。事前規定好手機或網路的使用時間，可以預防疲勞。也建議平常就以精油或草本植物預防疲勞感累積。

藉由精油與草本植物的放鬆效果幫助身體恢復疲勞

人只要活著，每天都會感到疲勞。若疲勞能夠恢復，就不會造成問題。但若疲勞未充分恢復且持續累積，就會引發問題。精油與草本植物能幫助身體提高恢復力，飲用羅馬洋甘菊或西番蓮等花草茶，不但可以穩定精神狀態，同時也具有極佳的安眠效果，可提高睡眠品質，幫助恢復疲勞。精油則建議使用放鬆效果良好的薰衣草或絲柏等針葉樹系列。

按照疲勞的原因選擇不同精油與植物

有許多不同的原因都會造成疲勞。感到疲勞難以恢復時，必須找出真正的原因。若是失眠造成的疲勞，請參照118～121頁的「失眠」，因為持續緊張而疲勞時，請參照110～111頁的「不安、緊張」，選用有效的精油與植物，才能有效改善不適症狀。

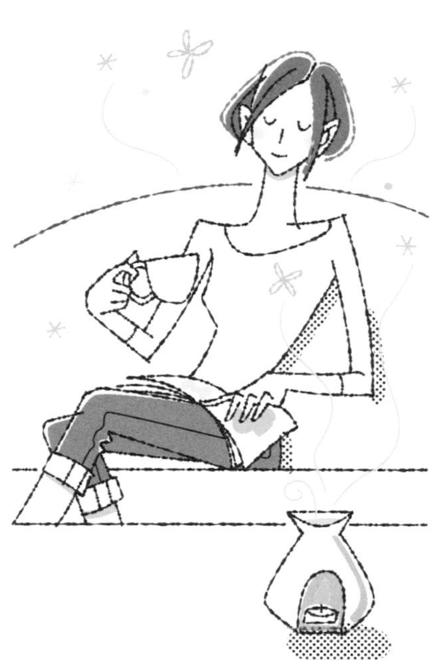

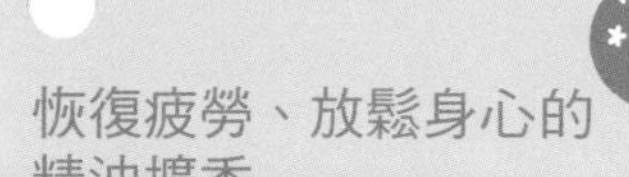

恢復疲勞、放鬆身心的精油擴香

材料

薰衣草精油……3滴

方法

將精油滴入擴香器具，讓室內充滿香氣。

point

慢慢嗅聞微弱的香氣，放鬆效果較佳。薰衣草精油也可以用甜橙精油來代替。

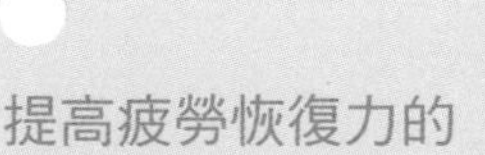

提高疲勞恢復力的花草茶

材料（1人份）

羅馬洋甘菊……2分之1撮

西番蓮……2分之1撮

方法

將花草放入茶壺中注入熱水，蓋上蓋子燜泡約3分鐘。

point

睡前飲用這款花草茶，能幫助熟睡，消除疲勞。飲用時請嗅聞花草的香氣，放鬆身心。

消除疲勞的精油浴

材料

絲柏精油……3滴

天然鹽……1撮

方法

在天然鹽中加入精油，充分混合後倒入浴缸中，攪拌溶解，用來泡澡。

point

將精油加入天然鹽中混合，能使精油較不易揮發。泡澡時請慢慢吸入香氣，消除身心疲勞。針葉樹類的香氣也很適合男性使用。

心理失調

食慾不振、暴飲暴食

症狀

精神壓力會引發食慾不振或暴飲暴食

胃腸沒有異常狀況卻缺乏食慾，是心理失調的徵兆。疲勞、不安、緊張或憤怒等各種因素，都可能造成食慾不振。長時間的食慾不振可能是胃腸以外的疾病造成，請前往醫院接受檢查。

另外，感到壓力時，即使肚子不餓也可能暴飲暴食。若因為暴飲暴食產生罪惡感而不吃飯，會陷入反覆暴食與厭食的惡性循環。建議利用精油與草本植物保養，避免類似問題。

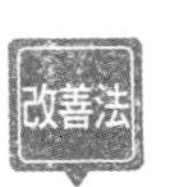

利用具有放鬆效果且可促進胃腸運作的精油與植物

忙碌的生活或精神壓力，有時會導致胃腸無法好好運作。這時，就是可提振精神的精油派上用場的好時機。使用檸檬、甜橙與佛手柑等柑橘類精油進行擴香，可以提高食慾。

能增進胃部蠕動的植物，也有提振食慾的效果。建議養成在用餐前飲用薄荷或檸檬草等花草茶的習慣。

預防文書工作引發的暴飲暴食

坐辦公桌做文書工作，反而比體力勞動更容易感到肚子餓。若再加上精神壓力，就會忍不住吃下許多甜食。建議在大吃之前喝杯花草茶休息一下，或用馬克杯滴入精油擴香，預防暴飲暴食。

在料理中使用草本植物，也是提升食慾的好方法。建議積極使用紫蘇、羅勒與薄荷等唇形科植物。芫荽與茴香也有促進消化、提振食慾的功效。

年齡增長也會造成食慾不振，銀髮族也建議在料理中使用上述草本植物。朝鮮薊與蒲公英可以促進膽汁分泌、幫助消化，吃完肉類或雞蛋後喝一杯朝鮮薊或蒲公英花草茶，有預防消化不良的效果。

預防因精神壓力引起的暴飲暴食，可選用具有放鬆效果的精油或草本植物（參照109頁）。此外，養成嘴饞時先喝杯花草茶沉靜心情的習慣，可以預防暴飲暴食。在花草茶中加入甘甜的洋甘草，可以提高滿足感。

振奮精神、提高食慾的精油擴香

材料

苦橙葉精油……3滴

方法

將精油滴入擴香儀等擴香器具中，讓香味散發到整個空間裡。

point

苦橙葉精油也可以用甜橙或檸檬等柑橘類精油代替。建議在用餐前使用精油擴香。

促進消化、引發食慾的花草茶

材料（1人份）

薄荷……2分之1撮
檸檬草……2分之1撮

方法

將花草放入茶壺中注入熱水，蓋上蓋子燜泡約3分鐘。

point

這款花草茶口感清爽，可促進消化，餐前或餐後都適合飲用。請一邊嗅聞香氣，一邊品嚐。

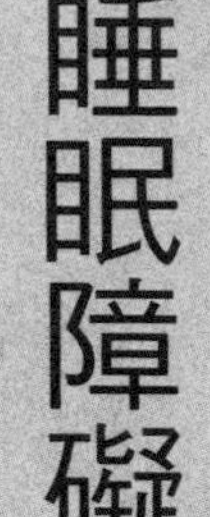

睡眠障礙

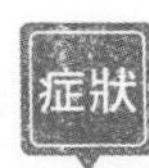

睡不著帶來的心理壓力會讓失眠更加嚴重

睡眠障礙其實有各種不同的類型。其中最具代表性的有不易入睡的「入睡困難」、淺眠而導致睡眠時沒有熟睡感的「無法熟睡」、早上太早醒來就無法再入睡的「清晨清醒」、睡眠中醒來好幾次的「睡眠中斷」等等。這些問題常是因不安、緊張或憂鬱症而引起，此外，年齡增長也會使睡眠變淺變短。有時高血壓與糖尿病等生活習慣病，也會伴隨睡眠障礙等症狀。

不過，其實抱怨失眠的人當中，最常見的是因睡不著而緊張，擔心「該怎麼辦」，因而更不易入睡且淺眠的類型。每天都因睡眠而導致壓力與緊張，疲勞無法恢復，因而引發身心失調。對於這類案例，有許多精油與草本植物都具有助眠效果，請多加利用。

此外，若是天亮才能入睡，一睡就會睡到下午，代表生理時鐘的週期不正常。想將生理時鐘調回正常週期，必須在睡醒後多曬太陽。82～83頁「自律神經失調」章節中，可促使交感神經活躍的保養法也可用來改善這類問題。

白天若愛睏，就睡個午覺

睡眠障礙常會導致白天想睡覺，拉低工作效率。這時，建議在午休時間小睡10分鐘，大腦就會清醒。若無法小睡，可以短時間吸入胡椒薄荷等清新香氣，提振精神。

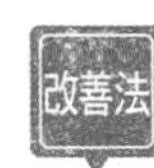

藉由白天的保養重整一天的活動與休息節奏

有睡眠障礙的人，必須限制咖啡因的攝取量。不但晚上須避免攝取，白天也建議用花草茶取代咖啡因飲料。

很擔心睡不著的人，若是在睡前試圖設法入睡，會造成壓力而帶來反效果。不如用提振精神的精油或草本植物提升白天的活動力，晚上自然就能順利入眠。

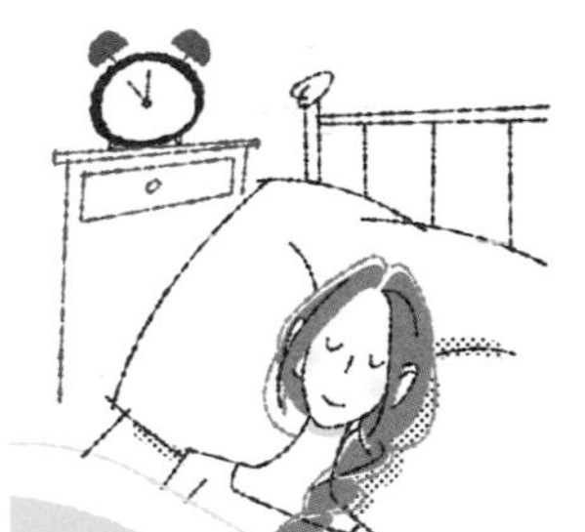

藉由夜晚的保養放鬆身心並助眠

最具代表性的安眠植物是西番蓮，建議搭配放鬆效果良好的羅馬洋甘菊或香蜂草，在晚餐後或就寢前泡成花草茶飲用。纈草也以助眠效果佳而聞名，但泡成花草茶難以入口，建議以保健食品攝取。

精神與身體都十分疲憊卻無法入眠時，最適合使用可同時緩解身心緊張的精油擴香。身體特別疲勞時，可以利用精油按摩緩解。建議選用的精油有助眠效果佳的薰衣草、快樂鼠尾草、甜橙，以及具有清爽的針葉樹香氣，可使心情沉靜的乳香、檀香等。

嗜睡可能是這些疾病的徵兆

明明有充足的睡眠時間，早上卻很難爬起來，白天也有強烈的睡意。若有這種嗜睡的狀況，除了可能患有睡眠呼吸中止症，也有可能是罹患憂鬱症或生理時鐘錯亂的睡眠相位後移症候群。若症狀一直持續，建議向醫師諮詢。

紓緩肌肉僵硬的助眠精油按摩

材料

薰衣草精油……1滴
快樂鼠尾草精油……1滴
甜杏仁油……10ml

方法

將精油加入基底油中充分混合，做成按摩油。將按摩油倒在手上，輕柔按摩脖子與肩膀。

point

請先泡澡促進血液循環，再接著按摩。請伴侶幫忙按摩，放鬆效果更佳。

安眠精油浴

材料

絲柏精油……2滴
乳香精油……1滴
天然鹽……1撮

方法

在天然鹽中加入精油，充分混合後倒入浴缸中，攪拌溶解，用來泡澡。

point

將精油加入天然鹽中混合，能使精油較不易揮發。建議在睡前約2小時前用溫水泡澡泡久一些。

睡前的晚安精油擴香

材料

甜橙精油……1滴

方法

將精油滴入擴香器具，讓室內充滿香氣。

point

長時間慢慢嗅聞微弱的香氣，放鬆效果較佳。甜橙精油也可以用薰衣草精油來代替。

餐後與睡前的安眠花草茶

材料（1人份）

羅馬洋甘菊……2分之1撮
西番蓮……2分之1撮

方法

將花草放入茶壺中注入熱水，蓋上蓋子燜泡約3分鐘。

point

餐後或睡前用輕鬆的心情飲用這款花草茶。飲用時請嗅聞花草的香氣，慢慢品嚐。

藉助花草茶的放鬆效果 不用吃安眠藥也不再失眠了

（60 多歲女性 ・M 女士）

理論上，只要白天活動身體，晚上就能一夜好眠。但有時儘管身體疲累，大腦卻不累，甚至因此而失眠。只要有一次失眠的經驗，就會開始害怕「今天不知道睡不睡得著」，有許多人就是因為這種壓力而陷入慢性失眠。

M女士也是其中之一。儘管白天盡情打了最喜歡的網球，晚上卻還是不易入眠，因此頗為煩惱。為了好眠，M女士嘗試過各種方法，例如：在就寢前悠閒泡澡，或是聽放鬆的音樂，但卻依然無法睡著。失眠的壓力每天如影隨形，愈來愈嚴重。

M女士來到我的診所之後，我給她的第一個意見是停止使用那些方法。這是因為對睡前的各種儀式愈是講究，愈會造成「都這麼努力了，要是還睡不著該怎麼辦」的心理壓力，反而更難入眠。接著我建議她在晚餐後飲用有助於放鬆身心的羅馬洋甘菊花茶，這個方法可以讓她在晚餐後慢慢進入放鬆休息的狀態。

剛開始治療時，我有開給M女士安眠藥，但她漸漸地不靠藥物就能睡著了。當我告訴M女士「睡不著可以吃藥」，她因此覺得「就算睡不著也有藥可以吃」，感到安心，因而能放鬆身心，順利入眠。

憂鬱

長時間持續的憂鬱情緒逐漸發展成身心不適

每個人都會有暫時性的沮喪低潮，但若長時間一直持續，就可能是憂鬱症。若您符合下列憂鬱症評估方法中的兩項症狀，請向專業心理醫師諮詢。

憂鬱症患者除了「注意力降低」、「想法悲觀」等精神性症狀外，還會有頭痛、身體疼痛、胃腸不適等生理性症狀。能夠以保養法調理的只有極早期的抑鬱症狀或恢復期。千萬不可過度依賴自我保養。

恢復期可使用精油與草本植物保養

憂鬱症最重要的是休息，不宜過度努力自行處理。首先前往醫院接受診療，病情恢復後再開始進行保養。飲用花草茶時，可選擇放鬆效果佳的羅馬洋甘菊、椴花或提振精神的薄荷、香蜂草。聖約翰草是知名的抗憂鬱植物，但許多抗憂鬱、鎮定藥物都不能與聖約翰草同時使用，須特別注意。精油則建議從109頁列出的種類中挑選自己喜歡的香味使用。

短時間就能完成的憂鬱症診斷

據說符合下列兩項症狀的人，有88%的機率罹患憂鬱症。若符合症狀，請前往醫院接受診療。①最近1個月內經常感到沮喪、憂鬱。②最近1個月內對任何事物都沒有興趣，或經常感到不能真心享受喜愛的事物。

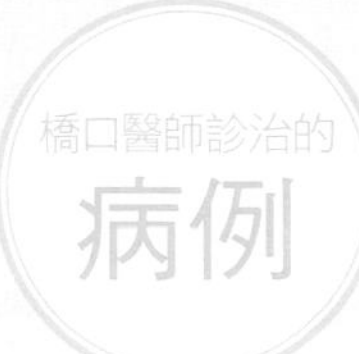

憂鬱症恢復期藉由保養維持活動與休息的平衡

（40 多歲男性 ・T 先生）

近年來憂鬱症患者日漸增加，最近較常見的類型是「新型憂鬱症」。與以往的憂鬱症不同的是，新型憂鬱症的患者從事喜愛的活動時顯得神采奕奕，缺乏自責感，甚至對他人有攻擊傾向。新型憂鬱症患者一旦留職停薪，多難以復職。許多患者選擇在接受治療的同時，慢慢調整工作內容。

T先生是典型的傳統憂鬱症患者，長年從事業務工作，調職為行政職後發病。T先生個性認真負責，認為新工作不適應是因為自己太無能才犯錯，因而陷入低潮，把自己逼到絕境。

傳統型的憂鬱症最需要休息，因此T先生留職停薪，開始服藥治療，病情逐漸好轉，但仍不時有鑽牛角尖的情況，無法順利轉換心情。開始準備復職時，我建議他利用精油與草本植物保養。

憂鬱症患者會在無意識間不斷重複「勉強自己努力，接著陷入低潮」的迴圈。為了保持活動與休息的平衡，我建議T先生早上飲用提振精神的薄荷或香蜂草花草茶，傍晚則飲用放鬆身心的檸檬馬鞭草與椴花花茶，晚上再用T先生喜歡的大西洋雪松精油泡澡，消除一天的疲勞。藉由持續保養順利切換活動與休息步調的T先生，現在已經順利復職，重新回到職場。

恐慌症

恐慌發作時的保養法與日常的保養不同

症狀改善法

恐慌症的典型症狀，是身體並無異常，但會突然呼吸困難、流冷汗、噁心想吐、手腳發顫。有些人會因害怕恐慌發作而無法出門，也有許多恐慌症患者因未接受治療而併發憂鬱症。

恐慌症發作時，必須及早就診。早日接受適當的治療，可以徹底治癒。具有放鬆效果的精油與草本植物可以幫助患者康復，建議在接受醫師診療的同時進行自我保養。恐慌發作時，吸入桉油醇迷迭香或薰衣草等提振精神的香氣，可幫助患者沉靜心情。也建議經常飲用鎮靜效果佳的羅馬洋甘菊與椴花花草茶。

預防恐慌發作的精油浴

材料

材料	用量
薰衣草精油	2滴
天竺葵精油	1滴
天然鹽	1撮

方法

在天然鹽中加入精油，充分混合後倒入浴缸中，攪拌溶解，用來泡澡。請養成每天用此配方泡澡的習慣。

香氣的刺激對恐慌症很有效

恐慌發作時，大腦邊緣系統的杏仁核與藍斑核處於亢奮狀態，香氣造成的刺激會立刻對大腦邊緣系統產生作用（參照26頁），進而鎮靜亢奮的情緒。若擔心恐慌發作，建議隨身攜帶精油備用。

橋口醫師診治的
病例

用精油成功預防乘坐電車時發作的恐慌症

（20 多歲女性 ‧Ｈ小姐）

人的大腦具備求生本能，只要經歷過一次災難，神經迴路就會強化，藉此避免相同的事再度發生。因此，會因預測到危險而感到緊張焦慮。Ｈ小姐因為某天搭上的電車遭逢意外而長時間停車，受困電車內，從此只要搭上電車，就經常會恐慌發作，出現心跳加快、呼吸困難等症狀。

出現症狀後，Ｈ小姐很快就接受診療，服用藥物後順利改善病情，我也建議她隨身攜帶兼有放鬆與提振精神效果，且Ｈ小姐自己也喜歡的甜橙精油。將精油混合基底油後滴在棉花上，放入容易開合的攜帶式密閉容器中。感到恐慌快發作時，就嗅聞精油的香氣。Ｈ小姐說，實際嘗試這個方法後發現，在電車內聞到微微的香氣時，感到車廂內的嘈雜紛擾似乎也比較緩和了。

此外，我還請Ｈ小姐在晚上飲用具有放鬆效果的洋甘菊茶，並養成練習呼吸的習慣，藉此預防過度換氣。練習呼吸並不困難，只要發出「哈～」的聲音嘆氣就可以了，十分簡單。實際使用這些方法後，Ｈ小姐的恐慌不再發作，現在依然會在搭電車時隨身攜帶精油瓶，當成自己的護身符。

心理失調＋恐慌症

月經等女性症狀
原因在於女性荷爾蒙的變化

許多女性都會在經前、月經來潮或更年期時發生頭痛、倦怠、煩躁易怒等身心變化，這些症狀主要是由女性賀爾蒙的增減變化所造成。

女性荷爾蒙會控制卵巢、子宮等懷孕生產相關的功能，並從青春期開始增加分泌量。從卵巢分泌的荷爾蒙有雌激素與黃體酮兩種。這些荷爾蒙會以排卵為界線增多或減少分泌，形成月經週期。

雌激素會讓身體出現明顯的女性曲線，在排卵前分泌較多，同時也有幫助膠原蛋白形成的效果，因此雌激素分泌量多時，肌膚較有彈性與光澤。黃體酮則是與懷孕有密切關係的荷爾蒙，在排卵後大量分泌。準備懷孕時，身體會需要安靜休息，因此這時會感到想睡覺、有氣無力，還會有水腫、體重增加等情形。

這些荷爾蒙均衡分泌，會造成月經或懷孕。當它們失去平衡，就會引起生理不順或不孕等問題。

避孕藥可改善月經問題

避孕藥是用於避孕的女性荷爾蒙製劑。服用避孕藥時，雖會有類似月經的出血，但並無排卵，因此可以減輕黃體酮增多引發的症狀。因此，服用避孕藥可以有效改善生理痛，及經前症候群等月經問題。

利用精油與植物緩和壓力進而減輕月經問題

導致女性荷爾蒙紊亂的原因，可能是睡眠不足或過度減重等各種狀況。其中需要特別注意的是壓力。雌激素與黃體酮的分泌週期是由大腦的下視丘控制，下視丘容易受到壓力的影響，當壓力增加，就會引起荷爾蒙分泌異常。此外，令人不適的月經問題也會造成壓力，甚至陷入惡性循環。使用放鬆效果佳的精油與植物幫助紓解壓力，對於改善上述問題也有幫助。

有些植物與精油具有與雌激素相近的「類雌激素效果」或誘發月經的「通經效果」，可視需要使用，幫助改善月經問題。

對「女性症狀」有效的主要精油及草本植物

※改善生理不順

精油　羅馬洋甘菊、快樂鼠尾草、茉莉、天竺葵、玫瑰

植物　金盞花、金印草、當歸、瑪卡、玫瑰

※緩解經前症候群

精油　依蘭依蘭、羅馬洋甘菊、快樂鼠尾草、葡萄柚、絲柏、茉莉、天竺葵、橙花、茴香、甜馬鬱蘭、薰衣草、玫瑰

植物　橙花、羅馬洋甘菊、鼠尾草、當歸、茴香、香蜂草、玫瑰、玫瑰果

※緩解生理痛

精油　甜橙、羅馬洋甘菊、快樂鼠尾草、茉莉、茴香、甜馬鬱蘭、薰衣草

植物　薑黃、德國洋甘菊、金盞花、當歸、覆盆子葉、洋甘草

※緩解更年期症狀

精油　依蘭依蘭、羅馬洋甘菊、快樂鼠尾草、絲柏、茉莉、天竺葵、橙花、茴香、薰衣草、玫瑰

植物　銀杏、橙花、德國洋甘菊、鼠尾草、大豆、當歸、人參、西番蓮、瑪卡、香蜂草、玫瑰、玫瑰果

生理不順

經血量過多或無月經 須至醫院接受檢查

從月經開始的第一天，到下一次月經的第一天為止的間隔日數稱為月經週期，一般約為25至40天。若月經週期常常不符合這個日數，就屬於生理不順。

此外，經血量過多（月經的量非常多，或是經期過長）、經血量過少（月經的量極少，或是經期很短）、無月經（超過3個月沒來月經）等也是生理不順的症狀。上述任一症狀持續發生時，請至婦科就診。經量過多可能是子宮肌瘤造成。

藉由保養 調理紊亂的荷爾蒙

生理不順多半並不是因為子宮或卵巢發生異常，而是由於女性荷爾蒙失調導致。掌管女性荷爾蒙分泌的下視丘會因為精神壓力或過度減重，導致卵巢荷爾蒙失去平衡（參照126～127頁）。建議平常就使用精油與植物放鬆身心，預防並改善生理不順問題。

有些精油與草本植物具有與女性荷爾蒙相近的作用。其中以快樂鼠尾草最為知名。快樂鼠尾草含有的香紫蘇醇，具有調

有些月經並沒有排卵

排卵後，基礎體溫會由低溫相轉為高溫相，但有時即使有月經，基礎體溫卻沒有高低溫相。這時的出血稱為「消退性出血」，沒有排卵，出血量也少。若這種症狀持續發生，不孕的機率便會提高，請前往醫院接受診療。

整女性荷爾蒙平衡的功能，還有鎮靜效果，可改善精神壓力引發的月經失調。此外，有許多精油都具有引發月經的通經效果，例如：羅馬洋甘菊、茉莉等都十分有效。建議以精油浴的方式使用，有極佳的放鬆舒緩效果。

植物方面，建議以與女性荷爾蒙作用相近的玫瑰與玫瑰果搭配，一起泡成花草茶飲用。此外，瑪卡與當歸是傳統用於調養生理不順的草藥，可以改善血液循環，緩解生理痛，建議使用保健食品或藥酒的方式服用。

幫助調整月經週期的精油浴

材料

快樂鼠尾草精油……2滴
薰衣草精油……1滴
天然鹽……1撮

方法

在天然鹽中加入精油，充分混合後倒入浴缸中，攪拌溶解，用來泡澡。

point

月經週期紊亂的人，建議每天使用此配方泡澡。精油加入天然鹽混合後較不易揮發。泡澡時請慢慢吸入香氣，放鬆身心。

調整荷爾蒙平衡的花草茶

材料（1人份）

玫瑰……2分之1撮
玫瑰果……2分之1撮

方法

將花草放入茶壺中注入熱水，蓋上蓋子燜泡約3分鐘。

point

月經週期紊亂的人，建議每天飲用具有類女性荷爾蒙作用的玫瑰花茶。飲用時慢慢嗅聞香氣，感受怡人的花香。

女性症狀

經前症候群（PMS）

雖是自然現象 但若嚴重會影響日常生活

從月經來潮兩週前到月經開始後數天，有些人會有煩躁、水腫、暴飲暴食、便秘、胸部漲痛、頭痛、頭暈等各種身心症狀。這是卵巢荷爾蒙增減所引發的自然現象，也是荷爾蒙分泌正常的證據。

不過，有些人的症狀會嚴重到影響生活，這些症狀稱為經前症候群（PMS）或經前緊張症。

改善法

利用精油與草本植物 減輕壓力及對症調養

精神壓力大時，會使經前症候群的症狀更難受。當月經日漸接近，本身就會帶來壓力，建議養成以芳療與草本植物紓解壓力的習慣。

此外，先前提到經前症候群代表荷爾蒙分泌正常，症狀較輕時，請不要太過在意，告訴自己「這個時期本來就會不舒服」。許多時候光是想法改變，症狀就能減輕。

經前症候群與黃體酮有關

經前症候群的詳細原因至今仍不明確，目前較有力的說法是與排卵後增加的黃體酮有關。黃體酮具有使受精卵著床，維持懷孕狀態的功用。因此，經前症候群會發生與懷孕初期類似的症狀。

但若每個月都發生嚴重的經前症候群症狀，請先與婦科醫師諮商。中藥對月經問題頗有療效，接受精通中醫理論的醫師治療也是不錯的選擇。經前症候群的中藥藥方常選用當歸，當歸也是一種草本植物，市面也有販售當歸製成的保健食品。

以精油與草本植物進行的保養法，以針對不適症狀的對症療法為主。請根據發生的症狀，參照112頁的「焦躁」、78～79頁的「便秘」及162～163頁的「水腫」項目進行保養。

茉莉、羅馬洋甘菊、橙花與依蘭依蘭等精油除了平衡荷爾蒙分泌之外，還可以改善焦躁與憂鬱，建議以擴香的方式使用這些精油，減輕心理壓力，可望達到緩解經前症候群的效果。

緩解煩躁與憂鬱的精油浴

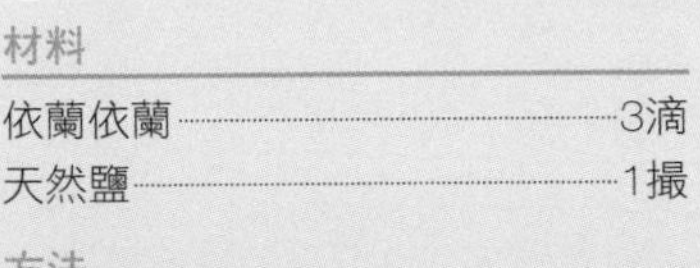

材料

依蘭依蘭……3滴
天然鹽……1撮

方法

在天然鹽中加入精油，充分混合後倒入浴缸中，攪拌溶解，用來泡澡。

point

將精油加入天然鹽混合後，精油會比較不容易揮發。泡澡時請慢慢吸入香氣，能使精神狀態穩定。

消除倦怠、水腫、肩頸痠痛的精油按摩

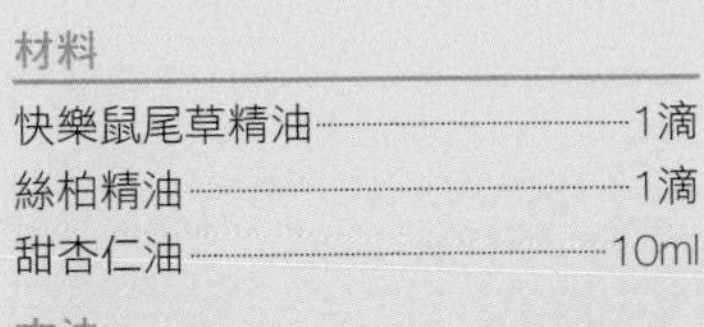

材料

快樂鼠尾草精油……1滴
絲柏精油……1滴
甜杏仁油……10ml

方法

將精油加入基底油中充分混合，做成按摩油。將按摩油倒在手上，輕柔按摩腹部。

point

按摩時不要太用力按壓，順著腸道的方向（順時針）畫圓，輕輕按摩即可。心情煩躁時，可以用薰衣草精油代替絲柏精油。

月經困難症（生理痛）

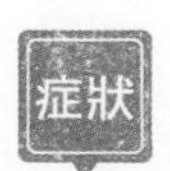

了解生理痛的種類 用適合的方法保養

月經來潮時發生的下腹部疼痛、腰痛、頭痛、噁心反胃及頭暈，若嚴重到影響日常生活，就稱為月經困難症。月經困難症的背後可能隱藏著子宮肌瘤或子宮內膜異位等疾病，但主要原因會在下一段詳細說明。生理痛還會受到強烈的心理層面影響，例如：對疼痛的預期心理，會讓痛感加劇。疲勞與精神壓力也會使生理痛更加惡化。生理痛的原因，主要有三種。

第一種是前列腺素造成的疼痛。前列腺素是一種使子宮收縮，促進子宮內膜排出的物質，也是造成疼痛的原因之一。

第二種是骨盆內的血液循環不良，因瘀血導致腹部隱隱作痛。這種疼痛只要熱敷就能緩解。

第三種是腸道痙攣引起的絞痛。月經前因腸道蠕動減緩，容易有便秘情形，來潮後因黃體酮分泌減少，腸道會突然開始蠕動，有時會造成腹瀉或強烈的腹痛。

找出自己是哪種生理痛，根據症狀進行適當的保養，就能緩和疼痛。不過，有些生理痛嚴重的人，是三種疼痛都會同時出現的。

盡量挑選單一成分的止痛藥

生理痛時，若要服用市售止痛藥，建議挑選單一成分的製劑較為安心。布洛芬（ibuprofen）、洛索洛芬（loxoprofen）等成分，在醫師的處方藥中也會使用，安全性高，藥效也好。不過，曾因服用止痛藥引發氣喘或水腫的人，建議服用前先向醫師或藥師諮詢。

除了服用止痛藥 也可用保養緩解症狀

有些人雖然有嚴重的生理痛，但就是不想吃止痛藥。不過，若生理痛的程度已嚴重到影響日常生活，而且吃藥就能緩解，建議還是服藥止痛比較好。而且，生理痛在愈來愈嚴重時才吃藥，藥效會變差，必須服用多次才會有效，與其如此，不如在一開始感到疼痛時就趕快服藥。

除了服用止痛藥物，用精油按摩下腹部，也有緩解生理痛的效果。按摩時建議使用可促進血液循環的羅馬洋甘菊、快樂鼠尾草或甜橙精油，消除骨盆內的瘀血。若是因腸道痙攣引發的疼痛，則建議使用薰衣草精油。這些精油同時也具有緩解肌肉緊繃效果，可以防止肌肉緊繃造成的生理痛惡化。另外，用這些精油泡澡，有助於促進全身血液循環，改善生理痛。

花草茶則以促進血液循環、改善腸道痙攣的德國洋甘菊較為有效。德國洋甘菊同時具有優良的放鬆舒緩效果，也很適合心情煩躁時使用。若是因腸道痙攣造成的疼痛，可再加入茴香搭配飲用。

若除了腹痛還有反胃噁心或腹瀉症狀，代表腸道痙攣較強，請參照70～75頁「胃腸不適」項目的「大腸激躁症」進行保養，改善症狀。

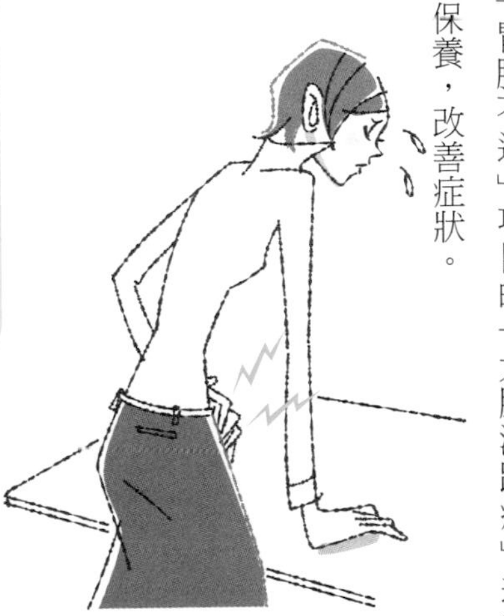

青春期的生理痛

據說青春期會有特別強烈的生理痛，是因為子宮發育還不完全，經血無法順利排出，為了促進經血排出，子宮會大幅度收縮，因而引發強烈的疼痛。許多案例在子宮發育完全後，生理痛就跟著痊癒，但對當事人而言，強烈的疼痛會帶來相當大的壓力，建議使用精油或草本植物自行保養，改善症狀。

改善生理痛煩躁感的花草茶

材料（1人份）

德國洋甘菊	2分之1撮
茴香	2分之1撮

方法

將花草放入茶壺中注入熱水，蓋上蓋子燜泡約3分鐘。

point

建議一邊享受花草的怡人香氣，一邊飲用。這兩種植物都能有效緩解腸道痙攣，可改善月經時的腹瀉。

改善疼痛與煩躁的精油擴香

材料

薰衣草精油	2滴
快樂鼠尾草精油	1滴

方法

將精油滴入擴香儀等擴香器具中，讓香味散發到整個空間裡。

point

進行文書作業時，可以用馬克杯盛裝熱水，滴入精油擴香。就寢前若有時間，建議用精油泡澡，效果也不錯。

緩解疼痛的精油按摩

材料

甜橙精油	1滴
佛手柑精油	1滴
甜杏仁油	10ml

方法

將精油加入基底油中充分混合，做成按摩油。將按摩油倒在手上，順著腸道方向（順時針）按摩腹部。

point

甜橙與佛手柑精油也可用具有鎮痛效果的羅馬洋甘菊精油來代替。

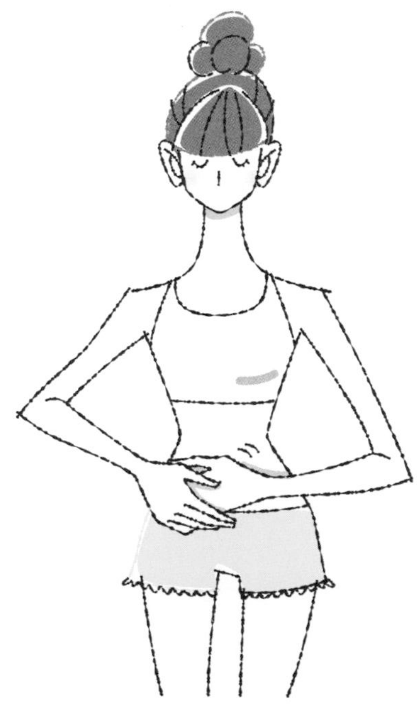

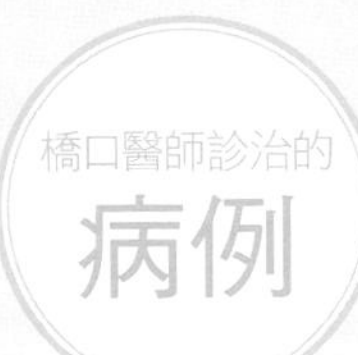

苦於嚴重生理痛的高中生在緩和精神壓力後改善

（高中女生・S小姐）

生理痛的症狀有個人差異，有些人在子宮尚未發育成熟的青春期，生理痛會更為嚴重。有許多媽媽對止痛藥有疑慮而不願讓女兒服藥，一味要女兒忍耐，但其實只要及早服藥，少量藥物也能有效止痛。若是初潮不久的青春期女性，有些只要服用兒童用的退燒止痛藥就能見效。

高中生S小姐來到我的診所時，說自己有「非常難受的生理痛」。S小姐每個月月經週期都非常規律，來一次月經有四天的時間一天必須吃三次止痛藥。自從在考試時遇上難以忍受的生理痛，S小姐就開始害怕生理期會撞上重要行程，每當有事，一定會要求醫生開立錯開經期的藥物，對月經十分戰戰兢兢。

S小姐的生理痛本身就是較嚴重的症狀，再加上她對生理痛戒慎恐懼的心態，也會使疼痛更加惡化。我建議她以服用當歸等中藥治療為主，同時以草本植物保養，緩和精神上的焦慮與緊張。保養的方法十分簡單，只要每天用放鬆身心的德國洋甘菊及緩解子宮緊張的覆盆子葉，一起泡成花草茶飲用即可。持續以這種方式保養後，S小姐的止痛藥劑量減低了許多。疼痛減輕推測是中藥的效果，但草本植物也幫她緩解了精神壓力，確實發揮功效。

女性症狀

更年期障礙

症狀

因女性荷爾蒙減少導致自律神經混亂而引起

停經前後十年稱為「更年期」。到了這個時期，卵巢功能會衰退，雌激素急速減少。荷爾蒙的中樞下視丘也會受到影響，無法完善控制自律神經。每個人的身體都會因為更年期而發生變化。不過，症狀嚴重到妨礙日常生活的「更年期障礙」就不是每位女性都會遇到了。

最具代表性的更年期症狀是熱潮紅，原因是自律神經失調，導致血管收縮、擴張的自動調節功能無法順利進行。交感神經突然活躍時，身體會發熱且大量出汗。熱潮紅頻繁發作會導致身體疲累，也容易引發煩躁或憂鬱等精神症狀。不過，若只是輕微的熱潮紅，當身體適應荷爾蒙的變化，自律神經也慢慢恢復正常後，就會跟著減輕。

若發生嚴重的熱潮紅，補充雌激素與黃體酮的荷爾蒙補充療法可有效改善症狀。若是精神症狀較嚴重，建議前往精神科或身心科接受診療。

預防更年期障礙惡化

更年期正好是人生中容易累積疲勞的時期。子女離家獨立、丈夫退休、照護年邁父母等等，生活環境的變化加重精神壓力，有許多更年期障礙的患者因此併發憂鬱症，療法也更加複雜。預防更年期障礙惡化，需要家人的理解與協助。

自我保養 可充分改善輕微症狀

具有放鬆效果，可調整女性荷爾蒙平衡的精油可有效改善更年期障礙症狀。建議選用玫瑰、茉莉、橙花、羅馬洋甘菊等精油。這些精油價格較高，適合用來給努力生活的自己一個小獎勵。放鬆享受精油擴香的芬芳香氣，心情也會跟著沉澱。

精油按摩最適合用於緩解身心緊張，建議選用可調整賀爾蒙平衡，對熱潮紅與肩頸痠痛都有效的快樂鼠尾草與絲柏等精油。請伴侶或子女幫忙按摩，更能增進平復心情的效果。

草本植物則建議選用具有放鬆效果的德國洋甘菊、西番蓮與香蜂草。心情沮喪時，可將上述幾種植物泡成花草茶飲用。

大豆可預防低密度脂蛋白膽固醇急速上升，可靠飲食適度攝取。銀杏與人參則有預防憂鬱的效果，可幫助更年期保健，建議以保健食品等濃縮劑的方式攝取。

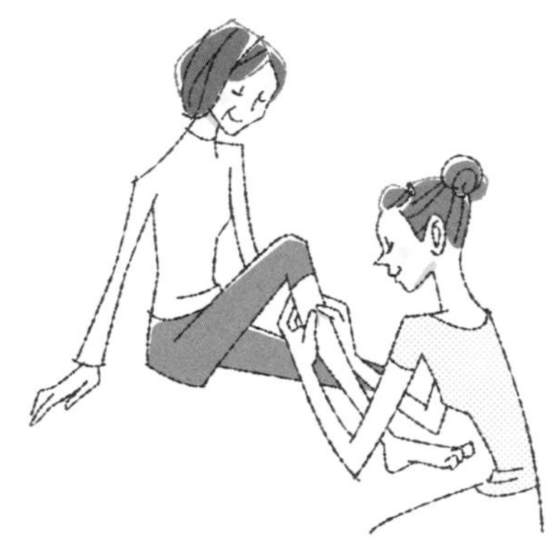

更年期低密度脂蛋白膽固醇會升高

雌激素有抑制低密度脂蛋白膽固醇的作用，因此到了更年期，低密度脂蛋白膽固醇就會升高。若沒有同時發生肥胖、糖尿病、高血壓、心絞痛等疾病，也沒有超過160mg/dl，只要採取輕微的飲食療法即可。若超過160mg/dl，請勿實行激進的飲食療法或過度運動，建議前往醫院就診。

緩解更年期熱潮紅的花草茶

材料（1人份）

玫瑰果……2分之1撮
玫瑰……2分之1撮

方法

將花草放入茶壺中注入熱水，蓋上蓋子燜泡約3分鐘。

point

玫瑰果有抑制出汗的效果，但須長期飲用較有效，建議熱潮紅症狀嚴重者養成每天飲用的習慣。

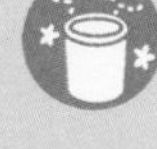

精神狀態不穩時的精油擴香

材料

玫瑰精油……3滴

方法

將精油滴入擴香儀等擴香器具中，讓香味散發到整個空間裡。

point

建議使用較為高價的精油，當作給自己的獎勵。玫瑰精油也可以用提振精神的茉莉或依蘭依蘭精油代替。

適合沮喪低潮時飲用的花草茶

材料（1人份）

香蜂草……2分之1撮
西番蓮……2分之1撮

方法

將花草放入茶壺中注入熱水，蓋上蓋子燜泡約3分鐘。

point

憂鬱或沮喪低潮時，建議飲用這款花草茶，慢慢嗅聞茶水的香氣，也有精油擴香的效果。

緩解焦躁情緒與肩頸痠痛的精油按摩

材料

快樂鼠尾草精油……1滴
絲柏精油……1滴
甜杏仁油……10ml

方法

將精油加入基底油中充分混合，做成按摩油，輕柔按摩肩膀、腰、腿等肌肉緊繃處。

point

建議請伴侶或孩子幫忙按摩，更能舒緩焦躁的情緒。

橋口醫師診治的 病例

以紓解精神壓力為主的保養法成功緩和更年期症狀

（50多歲女性・A女士）

每一位女性都會面臨更年期，但多數人並沒有更年期障礙的問題。更年期障礙不等於憂鬱症，有些人只有熱潮紅特別嚴重，有些則只有憂鬱症。每個人主要的症狀都不同，治療時會根據患者的需求，選用中藥、心理治療或賀爾蒙補充療法。

患者A女士屬於熱潮紅特別嚴重的類型，精神上也相當倦怠。A女士的治療以中藥為主，我並建議她同時選用可提振精神的精油與草本植物來保養。

我推薦A女士以具有類荷爾蒙作用的玫瑰精油進行擴香，雖然玫瑰精油價格昂貴，但使用與平常不同的特殊精油，更能讓人感受到「芳香療法給予的支持」。此外，我還請A女士養成習慣，每天飲用可平復情緒的德國洋甘菊與西番蓮花草茶。同時也請A女士與丈夫好好談談更年期障礙的不適感，建議他們夫妻一起使用精油按摩。

實際嘗試這幾種方法後，A女士與丈夫的感情加溫，學會自我保養也大幅減輕了她的壓力。熱潮紅雖然還是會發生，但A女士已經能告訴自己「它總會過去」，疲勞感也改善了不少。

利用精油與植物取代藥物，改善各種問題

懷孕後，胎盤會分泌大量的絨毛膜激性腺素，這種荷爾蒙會造成困倦、疲憊感，再加上孕吐與腰痛，容易導致精神狀態不穩定。

產後也會發生身心狀態失調。除了分娩帶來的疲勞，有些人從產後第3天左右就會開始精神狀態不穩定。這是因為分娩結束後，孕期中增多的賀爾蒙會急速減少，大腦一時還跟不上這樣的變化。再加上育嬰時一天要哺乳多次，且必須常常抱嬰兒，尚未適應這些重度勞動前，容易有睡眠不足、疲勞與情緒不安等情況。

孕期及哺乳期間，儘管身心不適也不適宜服用藥物，容易因此造成狀況惡化。有些症狀一定要服藥，有些藥物在孕期中也可以服用，但若症狀輕微，可以先用精油或草本植物保養。有些植物可以維持精神狀態穩定，或是促進母乳分泌、改善分娩前後的不適。適度使用這些植物，可以解決孕期與產後的問題。

幫助改善不孕的精油與植物

遺憾的是，並沒有可以直接治療不孕的精油或植物。不過，造成不孕的原因有精神壓力、荷爾蒙失調與自律神經失調等，芳療可以緩解、調整這些症狀。依蘭依蘭與玫瑰精油還有提高性欲的效果，可間接改善不孕問題。

孕期中使用精油與草本植物須注意的事項

關於孕期中使用精油，各方有許多不同的意見，也有人覺得最好避免使用，理由是有些精油具有刺激神經、通經的作用，可能會對胎兒造成不良影響。不過，若只是用來擴香，並不會造成問題。以下是孕期中建議避免的精油與草本植物，但若不是大量使用，就不需太過在意。

不過，孕期中有時嗅覺會比平常敏感，建議將精油的使用量調整至平常的一半，避免過強的香氣引發不適感。草本植物比精油更安全，若只是用於花草茶或料理，並不會造成問題。

孕期與哺乳期的精油與草本植物使用指南

✻孕期可以安心使用

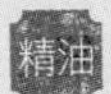 甜橙、葡萄柚、茶樹、苦橙葉、佛手柑、檸檬、檸檬草、花梨木

 除了「孕期建議避免使用」的植物之外，都可以使用

✻孕期建議避免使用（可少量使用）

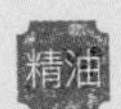 大西洋雪松、茉莉、杜松、鼠尾草、沉香醇百里香、茴香、桉油醇迷迭香、馬鞭草酮迷迭香

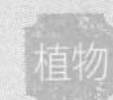 羅勒、洋甘菊、金盞花、茴香、百里香、薄荷

✻分娩時常用

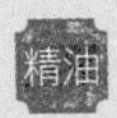 羅馬洋甘菊、快樂鼠尾草、茉莉、天竺葵、薰衣草

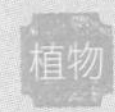 覆盆子葉

✻哺乳期建議使用

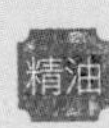 天竺葵、檸檬草

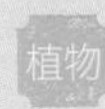 蒲公英、蕁麻、茴香

孕期問題

因身體的急遽變化引發身心不適

孕期中，賀爾蒙分泌會產生變化，體型也會改變，因而引發各種不適。懷孕初期會感到噁心反胃，開始孕吐，中期有小腿抽筋（腿部肌肉痙攣）的情形，後期則會腰痛加劇等，身體狀況會隨著孕期進展而不斷變化。此外，孕期中免疫力會比平常低，容易出現身體不適。

除了身體不舒服，若再加上焦躁與不安，精神上也容易有情緒不安定的情況。

懷孕初期適用的保養法

孕期中發生的各種身心問題，都可以用精油與草本植物來改善。建議藉由自我保養緩和精神壓力與不適，維持孕期的平穩與舒適。

確定懷孕後，首先須改善生活習慣，除了戒菸、戒酒，還要保持睡眠充足，飲食須富含蛋白質、鐵、鈣與葉酸。此外，孕期須控制咖啡因攝取，建議養成以無咖啡因花草茶取代咖啡的習慣。蒲公英具有催乳的作用，產前、產後都建議攝取。

孕期易便秘

孕期中，體內分泌的荷爾蒙會使腸道運作變遲緩，再加上運動不足，或因孕吐而減少進食，許多孕婦都會受便秘所苦。若有此症狀，請參照78～79頁的「便秘」項目，以保養改善。

若要使用精油，請挑選刺激較低，香味較溫和的精油，使用時也要將濃度稀釋得低一些。建議選擇精油用量較少的精油擴香與精油浴，較為安心。甜橙精油是懷孕初期最能安心使用的精油，建議在感到煩躁或不安時使用。不過，孕吐時對氣味會很敏感，若覺得不舒服，請立刻停止使用精油。

害喜孕吐時，建議使用香味清爽怡人的草本植物。薄荷與檸檬草泡成的花草茶，可以讓翻攪的腸胃鎮定下來。紫蘇與薑也有緩解反胃噁心的效果，建議用於烹調料理。

改善法

懷孕中期到後期的保養法

隨著胎兒成長，孕婦易有腰痛、小腿抽筋與股關節疼痛等情形。出現這些症狀時，建議使用薰衣草或具鎮痛作用的檸檬草精油來按摩。不過，按摩油的精油濃度必須稀釋得低一些（約0.5％）較為安心。建議請伴侶幫忙按摩，一起體會懷孕的辛苦，加深彼此的情感。

另外，孕期中乳房與腹部急速膨脹，會使腹部出現類似裂縫的妊娠紋。分娩後，妊娠紋會變得較不明顯，但很難完全消除。妊娠紋的出現雖難以預防，但若能用精油按摩，較不會留下痕跡。

孕期最好不要使用的精油

孕期使用精油的注意事項在141 頁已有說明，在此稍微補充。孕期最好不要使用的精油有具有神經刺激作用的酮類精油、含有樟腦或側柏酮的精油、具有強烈促進血液循環效果的精油（可能造成流產），以及會引發子宮收縮的精油等等。

預防小腿抽筋的精油按摩

材料

薰衣草精油……1滴
快樂鼠尾草精油……1滴
甜杏仁油……20ml

方法

將精油加入基底油中充分混合，做成按摩油。將按摩油倒在手上，塗在腿部與腰部等血液循環不良處，輕柔按摩。

point

精油須少加一些。請先泡澡再按摩，更能舒緩緊繃的肌肉。

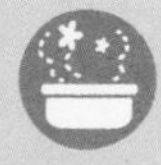

緩解孕期焦躁不安的精油浴

材料

甜橙精油……1～2滴

方法

將精油滴入洗澡水中攪拌均勻，用來泡澡。

point

請緩緩吸入香氣，放鬆身心、緩解緊張。柑橘類精油可平復孕吐帶來的煩躁。

消除孕吐不適感的花草茶

材料（1人份）

薄荷……1撮

方法

將花草放入茶壺中注入熱水，蓋上蓋子燜泡約3分鐘。

point

這款花草茶可以消除孕吐的不適感。乾燥薄荷與新鮮薄荷都可以拿來泡茶。若選用新鮮薄荷，須多放一些。

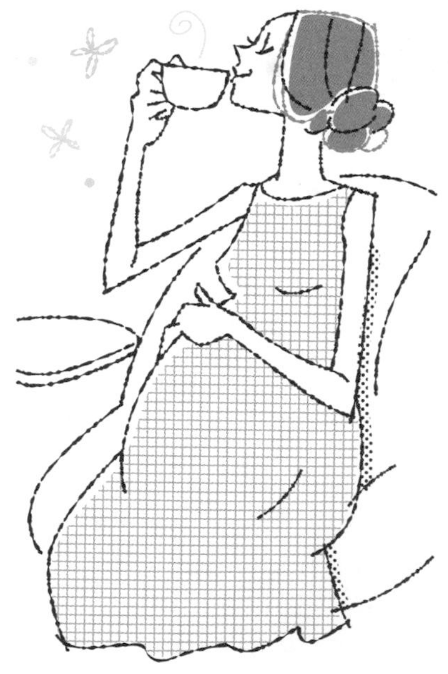

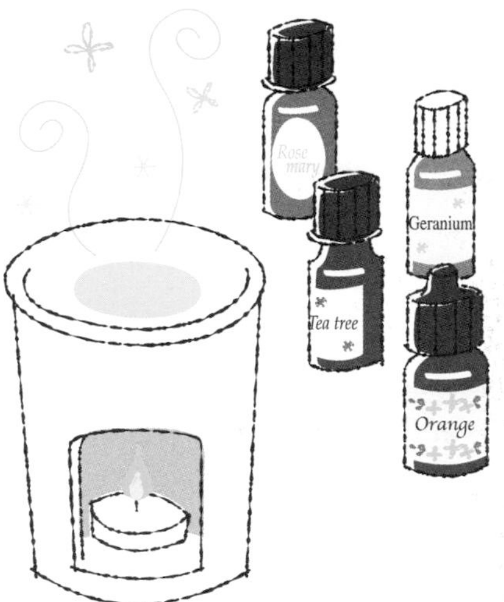

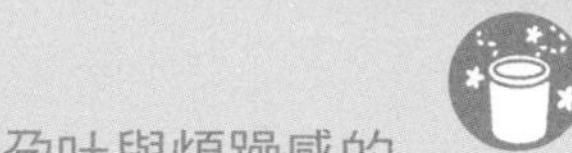

緩解孕吐與煩躁感的精油擴香

材料

葡萄柚精油……1～2滴

方法

將精油滴入擴香儀等擴香器具中，讓香味散發到整個空間裡。

point

精油須稀釋得淡一些。在馬克杯或小盤子中裝水滴入精油，香氣會更溫和平穩。葡萄柚精油也可用檸檬或佛手柑精油來代替。

預防妊娠紋的精油按摩

材料

天竺葵精油……1滴
甜杏仁油……10ml

方法

將精油加入基底油中充分混合，做成按摩油。將按摩油倒在手上，塗在腹部與大腿等處，輕柔按摩。

point

精油用量須減少一些。具有柔膚效果的精油，都可以有效預防妊娠紋。天竺葵精油也可以用薰衣草精油取代。

緩解腰痛的精油按摩

材料

檸檬草精油……1滴
甜杏仁油……10ml

方法

將精油加入基底油中充分混合，做成按摩油。將按摩油倒在手上，塗在腰上，輕柔按摩。

point

精油用量須減少一些。按摩時請一邊嗅聞精油的香氣，放鬆身體。建議請伴侶幫忙按摩。

分娩時的緊張

藉由芳療緩和分娩時的不安與疼痛

預產期漸漸接近，雖然滿心期待跟寶寶見面，但對陣痛的恐懼與緊張也會日漸升高。最近，愈來愈多醫院在分娩過程中導入芳療，讓產婦在放鬆的狀態下生產。

分娩時，為了將嬰兒送出體外，產婦全身都必須用力，肌肉的緊繃與陣痛會帶來更嚴重的疲勞，芳療可以幫助緩解對疼痛的不安與肌肉緊繃。

緩和緊繃的肌肉與精神

覆盆子葉有「安產草藥」之稱，可放鬆子宮與骨盆周圍的肌肉。建議在預產期前6～8週開始用覆盆子葉泡茶飲用，開始陣痛後也可用覆盆子葉茶補充水分。

分娩時常使用的精油有薰衣草、天竺葵、快樂鼠尾草及羅馬洋甘菊等。這些精油能夠恢復母體的疲勞，讓產婦能繼續加油。用來擴香或是按摩腿部、腰部，能有效緩解母體的疲勞感。

在分娩時使用芳療

最近有許多婦產科積極導入芳療，也常用於產婦分娩時。不過，有些醫院可能會拒絕產婦使用精油。若想在分娩時使用芳療，請事前與醫院商量。

安產花草茶

材料（1人份）

覆盆子葉……1撮

方法

將花草放入茶壺中注入熱水，蓋上蓋子燜泡約 3 分鐘。

point

建議在預產期6～8 週前開始飲用，替分娩做好準備。也適合在陣痛開始後用來補充水分，請多喝一些。

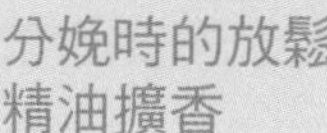

分娩時的放鬆精油擴香

材料

薰衣草精油……2滴

方法

將精油滴入擴香儀等擴香器具中，讓香味散發到整個空間裡。

point

可緩解分娩帶來的緊張與不安。也可以選用甜橙精油。請事先向醫院確認能否使用精油擴香。

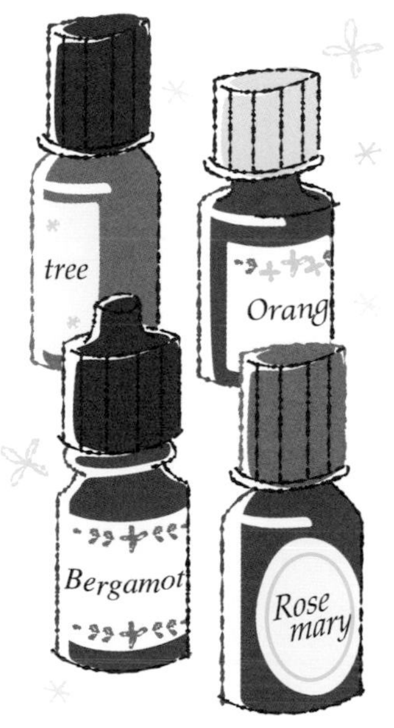

緩和陣痛疲勞的精油按摩

材料

薰衣草精油……1滴
快樂鼠尾草精油……1滴
甜杏仁油……20ml

方法

將精油加入基底油中充分混合，做成按摩油。將按摩油倒在手上，塗在腰部等身體部位，輕柔按摩。

point

也可在分娩時請伴侶幫忙按摩。

產後問題

分娩後是疲勞高峰期 須注意不要太過勉強

分娩時，因長時間多次吸氣用力，全身的肌肉都會緊繃，精神也持續處於緊張亢奮狀態，身心都會暫時精疲力盡，無法立即恢復。

此外，孕期中胎盤大量分泌的荷爾蒙會在分娩後急速減少，會使大腦陷入混亂，許多產婦都因此陷入憂鬱。這種症狀稱為「孕期憂鬱」，據說半數以上的產婦都有此症狀。一般是從產後第3天開始莫名想哭或焦躁不安。這時，若能專心休養，通常在1～2週內就會好轉。

但仍有些案例會發展成產後憂鬱症。為了避免產後憂鬱，生產結束後盡量請家人協助，讓產婦能放鬆休息。建議使用自己喜歡的精油或植物，保持心情平穩。

哺乳期若感到不適，並非所有的藥物都不能服用，但若症狀輕微，可以先用精油或草本植物來改善。

媽媽使用芳療的注意事項

未滿一個月的嬰兒，最好不要直接使用精油。媽媽本人進行芳療時，因接觸到嬰兒可能會使精油成分附著在嬰兒身上，建議避免精油濃度較高的精油按摩。對嬰幼兒及兒童使用芳療的方法請參照152～153頁。

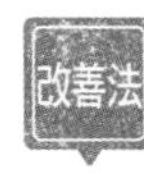

利用精油與草本植物維持精神狀態平穩

分娩結束後，建議用精油按摩恢復分娩帶來的身心疲勞。精油可以選用能緩解肌肉緊張的薰衣草或絲柏。請伴侶幫忙按摩，放鬆效果更佳。若有孕期憂鬱的狀況，請參照120～121頁的「憂鬱」及110～111頁的「不安、緊張」，挑選具有放鬆效果的精油或草本植物來保養。

除了產後，育兒期也需要放鬆喘口氣。媽媽若一直累積壓力，對嬰兒也會造成影響。建議使用可輕鬆完成的芳療方式，例如：飲用花草茶，或是精油擴香、精油浴等，打造身心放鬆的休息時間。

有些花草茶可促進母乳分泌

開始育兒後，媽媽每天都會十分忙碌，肩頸痠痛、腰痛或頭痛等不適也會隨之發生。若症狀實在太嚴重，建議前往醫院診療。若是輕微症狀，可以利用精油或草本植物保養，維持身心健康。保養法請參照該症狀的章節。

有幾種植物可以幫助正在哺乳的媽媽。蒲公英、茴香與蕁麻具有促進母乳分泌的效果，建議在哺乳期每天飲用。另外，薄荷則有反效果，可能會抑制母乳的分泌。

產後再開始減重

孕期中若母親營養不良，導致嬰兒出生時體重過輕，將來罹患代謝症候群的機率會隨之增加。孕期不需太過限制飲食，若是產後體重遲遲無法恢復，請參照100～101頁的「肥胖」項目進行體重管理。

緩和焦躁與不安的花草茶

材料（1人份）

德國洋甘菊……2分之1撮
西番蓮……2分之1撮

方法

將花草放入茶壺中注入熱水，蓋上蓋子燜泡約 3 分鐘。

point

孕期憂鬱或育兒疲勞時飲用，可幫助精神安定。飲用時請一邊嗅聞花草的香氣，放鬆身心慢慢品嚐。

緩解產後不安的精油擴香

材料

天竺葵精油……1滴
甜橙精油……1滴

方法

將精油滴入擴香儀等擴香器具中，讓香味散發到整個空間裡。

point

忙碌時可以將溫水倒入馬克杯中再滴入精油。建議選擇自己喜歡的香氣，不論是什麼精油都能幫助平復情緒。

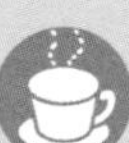

促進母乳分泌的花草茶

材料（1人份）

蒲公英……1撮

方法

將花草放入茶壺中注入熱水，蓋上蓋子燜泡約 3 分鐘。

point

母乳分泌過少的人，建議養成每天飲用的習慣。也可以加些茴香或蕁麻。

恢復育兒及產後疲勞的精油按摩

材料

薰衣草精油……1滴
絲柏精油……1滴
甜杏仁油……20ml

方法

將精油加入基底油中充分混合，做成按摩油。將按摩油倒在手上，塗在頸部與肩膀、腰部，輕柔按摩。

point

先泡澡促進血液循環，再接著按摩，效果更佳。按摩時請享受精油的怡人香氣，放鬆心情。

橋口醫師診治的
病例

藉由自我保養 改善老二出生後的憂鬱與育兒疲勞

（25～29歲女性・W小姐）

W小姐生下第二個孩子兩個月後，常因心悸而失眠，因此來到我的診所。經由診療發現W小姐的脈搏很快，處於交感神經緊張的狀態。

W小姐的居住地點離娘家很遠，丈夫也常在公司待到很晚才回家。育兒與家事的重擔都由W小姐一個人承受，且老大2歲，正是黏媽媽的年紀。W小姐在不知不覺中累積了身心的沈重疲勞。

此外，剛出生的老二患有先天性疾病，雖然不是會危及性命的重病，但W小姐總覺得「孩子有病會不會是我的問題」，因而十分懊惱。因W小姐的憂鬱狀況並沒有嚴重到需要服用抗憂鬱藥物，因此我建議她先服用幫助產後恢復的中藥，同時以保養調理身心。

W小姐因養育兩個孩子，身體上也非常疲勞，以身心雙方面都有效的保養最為適合。我建議她在沐浴後使用具有放鬆效果，可緩和肌肉緊繃的薰衣草與絲柏精油按摩。同時用可幫助放鬆身心的德國洋甘菊與西番蓮泡成花草茶，養成持續飲用的習慣，預防身心疲勞不斷累積。兩種保養法都非常簡單，不會造成W小姐的負擔。

目前仍持續回診的W小姐，已經在產後1年後回到工作崗位。我請她不要太過勉強，預計再觀察一段時間後，就會結束療程。

兒童芳療

只要小心使用，精油與草本植物也能幫助嬰幼兒與兒童。

兒童也可以使用精油與植物
只要注意濃度

兒童對氣味十分敏感。使用柑橘類等平易近人的香氣進行芳療，相信孩子們也會喜歡它怡人的香氣。

出生未滿1個月的嬰兒不建議使用精油，等到滿3個月後，就可以一起享受精油擴香，或是在沐浴時加入精油。滿1歲後的幼兒，若有哭鬧不休或嚴重的夜啼等狀況，也可以用精油擴香或花草茶來改善。

不過，對兒童使用精油時，濃度須稀釋到平常的一半。此外，也應避免使用會刺激神經的精油，以及香味較強的精油（建議避免使用的精油，請參照153頁下方表格）。不知該如何選擇時，建議使用甜橙精油。

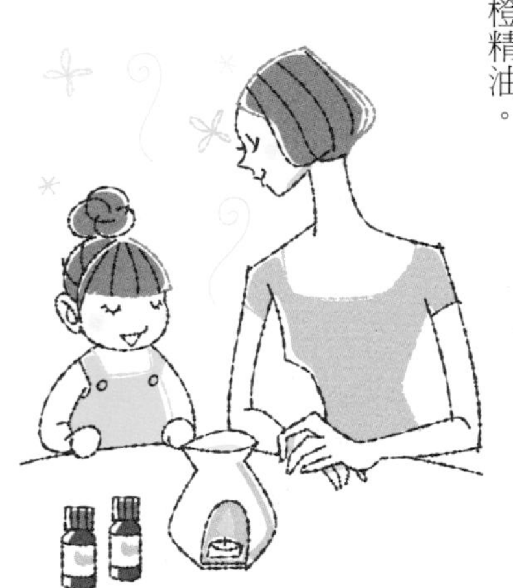

嬰幼兒與媽媽的精神狀態易彼此感應

嬰幼兒與媽媽非常容易受到彼此的精神狀態影響。因此，當孩子哭鬧不休或夜啼時，建議媽媽和孩子一起喝杯花草茶或泡個精油浴，效果更佳。當自己煩躁易怒時，請在孩子受到影響前先紓解負面情緒。

兒童建議飲用洋甘菊茶

當嬰兒開始能喝母乳或配方奶之外的飲料後，就可以開始喝花草茶。不過，給嬰兒喝的花草茶濃度必須調整至成人喝的一半。

兒童最適合飲用的花草茶是德國洋甘菊。有時孩子會有臍腹痛的狀況發生，德國洋甘菊花茶對這些症狀也有效果，同時還具有鎮靜作用，小孩鬧脾氣時也能幫助平復情緒。孩子鬧情緒時，媽媽也常跟著感到煩躁，這時請跟孩子一起喝杯花茶。德國洋甘菊有淡淡的甜香，是小孩也能接受的口味。另外，椴花也是孩子喜歡的味道，同樣具有安定情緒的效果，建議泡成花茶飲用。

兒童精油及草本植物使用須知

※建議兒童使用

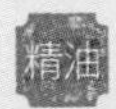

甜橙、羅馬洋甘菊、葡萄柚、天竺葵、佛手柑、乳香、薰衣草、檸檬

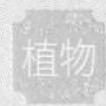

接骨木、德國洋甘菊、茴香、椴花、檸檬馬鞭草

※兒童須避免大量使用

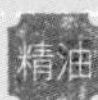

大西洋雪松、茴香、桉油醇迷迭香、馬鞭草酮迷迭香

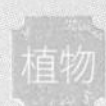

聖約翰草、纈草

嬰幼兒常見的腹痛原因？

嬰幼兒胃腸尚未發育成熟，若在用餐時或餐後感到精神壓力，只要一點小狀況就會引發腹痛。這種腹痛稱為「臍腹痛」，特徵是經過 20 ～ 30 分鐘後就會平復。隨著成長，腹痛的頻率會逐漸減低。疼痛時飲用德國洋甘菊與茴香泡的花草茶，可有效改善。但若有血便或腹痛持久不癒的情況，請前往醫院就診。

嬰兒按摩

撫摸寶寶的身體，若能在按摩的同時對寶寶說話，更能加深親子的感情。若寶寶抗拒或感到不舒服，請立即停止按摩。

幫助寶寶情緒穩定 加深親子感情

建議幫寶寶按摩，加深親子之間的交流。爸媽碰觸寶寶的身體時，寶寶會覺得安心，情緒也會比較安定。據說幫寶寶按摩能使寶寶較容易入眠。也建議由平常較少接觸寶寶的爸爸來進行按摩。此外，按摩對寶寶還有輕微的運動效果，可以解決便秘等問題。

幫寶寶按摩時，不需使用精油，選用對皮膚有保護作用的荷荷巴油或甜杏仁油等基底油即可。一邊觀察寶寶，一邊輕柔

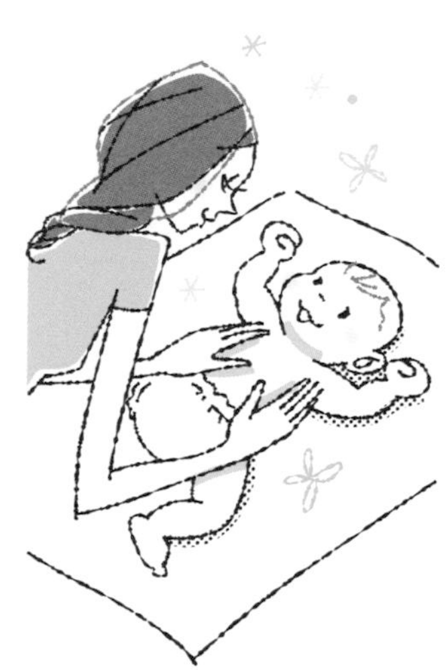

用於嬰兒的基底油

嬰兒滿1歲後，肌膚就會開始變乾，用基底油幫寶寶按摩，同時也有滋潤保濕的效果。未滿1歲的嬰兒肌膚較為水潤，有時可以不用基底油。若寶寶患有脂漏性皮膚炎，患處也必須避免使用基底油。

兒童躁動

症狀改善法

將具有放鬆效果的精油或植物稀釋過後再使用

至2歲左右，孩子會逐漸發展出獨立性，有時會哭鬧不休。這時，爸媽若跟孩子一起陷入煩躁情緒，只會導致情況惡化。請了解這是成長的過程，理性面對。

這種狀況發生時，建議親子一起飲用椴花與德國洋甘菊泡的花草茶。此外，甜橙、薰衣草與天竺葵等精油不但有放鬆效果，柔和的香氣也很適合兒童使用。建議以芳香噴霧、擴香或精油泡澡的方式跟孩子一起享受怡人香氣。

孩子心情煩躁時的精油擴香

材料

甜橙精油……1滴

方法

將精油滴入擴香儀等擴香器具中，讓香味散發到整個空間裡。

point

香氣散發出來後，請跟孩子說「好香喔」，藉著這個機會親子交流。若手邊有幾種不同的精油，可讓孩子挑選喜歡的種類使用。

撫平煩躁情緒的芳香噴霧

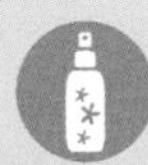

材料

天竺葵精油……3滴
薰衣草精油……3滴
無水酒精……10ml
蒸餾水……40ml
保存容器（噴霧式）

方法

將無水酒精倒入容器中，加入精油後充分搖勻，接著加入蒸餾水，再次搖勻。

point

孩子早上起床或覺得心情沮喪時，建議在房間裡噴一些芳香噴霧。

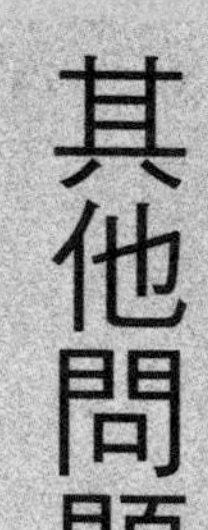

其他問題

芳療對身體發冷與水腫等慢性問題也十分有效

許多女性都因慢性身體發冷而感到煩惱，有些人還同時會有水腫的症狀。這些問題可以用中藥治療，但也可以先試著用保養改善。

建議使用精油泡澡或精油按摩的方式促進血液循環，緩解不適症狀。針對每個症狀，都有可有效改善的精油。若是同時出現多種症狀，可以將不同種類的精油混合調配成複方使用。

肩頸痠痛、腰痛及肌肉痠痛適用的保養方式

肩頸痠痛、腰痛與肌肉痠痛等身體各處的疼痛，都是因為肌肉緊繃所導致。有許多精油與草本植物能夠緩解相關症狀。精油以具有血管擴張與抗痙攣作用的羅馬洋甘菊，及具有鎮痛效果的檸檬草、迷迭香為代表。這幾種精油都可先加入洗澡水中泡澡，再調和成按摩油輕柔按摩患部，效果更佳。此外，濕敷也可緩和症狀。建議慢性症狀以熱敷，急性症狀以冰敷的方式處理。

藉由保養改善口臭與體臭

預防或改善體臭與口臭，建議使用具有抗菌作用的精油或草本植物，減少口中或肌膚的壞菌。想改善口臭時，飲用薄荷茶可使口氣清爽。體臭則可使用含有茶樹精油的噴霧改善。

精油還可用於肌膚與頭髮保養但須遵守使用方法

精油也用於保養肌膚與頭髮。用於保養時，不僅可以從肌膚吸收有效成分，精油的香氣也有放鬆紓緩的效果，可以緩解阻礙美容的精神壓力，可說是一舉兩得。偶爾用精油按摩，可以促進血液循環，預防老化。不過，臉部肌膚較為敏感，按摩油的精油濃度須稀釋到0.5％以下（參照42頁），並避免使用於眼睛及嘴唇周圍。

此外，肌膚較敏感或有狀況時，請避免使用精油。使用不加精油的基底油按摩也頗有效果，請挑選適合自己肌膚或頭皮的基底油使用（參照218頁）。

可有效改善「其他問題」的精油與草本植物

※改善身體發冷

精油　甜橙、羅馬洋甘菊、葡萄柚、絲柏、佛手柑、薰衣草、檸檬草、玫瑰、馬鞭草酮迷迭香

植物　銀杏、接骨木、德國洋甘菊、羅馬洋甘菊、薑、當歸、人參、瑪卡、椴花、迷迭香

※改善水腫

精油　絲柏、檀香、大西洋雪松、杜松、茴香、馬鞭草酮迷迭香

植物　蒲公英、蕁麻、茴香

※改善腰痛、肩頸痠痛

精油　甜橙、羅馬洋甘菊、快樂鼠尾草、葡萄柚、杜松、甜馬鬱蘭、薰衣草、檸檬、檸檬草、桉油醇迷迭香、花梨木

植物　德國洋甘菊、羅馬洋甘菊、薑、洋甘草、椴花

※改善皮膚問題

精油　羅馬洋甘菊、德國洋甘菊、天竺葵、茶樹、橙花、乳香、薰衣草、玫瑰、花梨木

植物　紫錐菊、接骨木、德國洋甘菊、蒲公英、蕁麻、洛神、玫瑰、玫瑰果

身體發冷

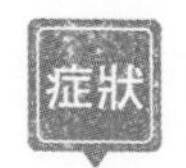

因肌肉過少或交感神經緊張導致身體發冷

明明是夏天，全身卻覺得好冷、手腳指尖冰冷、背部和腰一片冰涼……這些都屬於身體發冷的症狀。不少人除了發冷，還會同時有失眠、肌膚乾燥、肩頸痠痛與生理不順等問題，許多人都因嚴重的發冷症狀而煩惱。男性並非完全不會有身體發冷的問題，但以女性佔壓倒性的多數。

女性之所以特別多人有身體發冷症狀，主要是因為肌肉量過少。肌肉過少會導致新陳代謝降低，體溫也會變低，身體就會冰冷。肌肉過少雖也有先天因素，但運動不足與年齡增長也是原因之一。

想改善身體冰冷的問題，關鍵在於攝取蛋白質。蛋白質的消化與吸收需要大量的能量，隨著身體代謝提高，體溫會暫時上升。此外，想增加肌肉，也必須攝取蛋白質以及適度運動。

若身體是局部發冷，多是血液循環不良造成，自律神經失調也是原因之一。若交感神經持續過度反應，血管就會收縮，緊張時雙手會發冷也是一樣的原因。

多吃紅肉改善發冷問題

在中醫理論中，改善身體發冷問題的藥膳多使用能幫助身體發熱的鴨肉、羊肉與山豬肉。這些紅肉含有大量飽和脂肪，需要時間消化吸收，因此能幫助身體保持溫暖。在日常飲食中，牛肉比雞肉或豬肉能改善身體發冷。

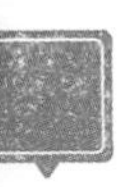

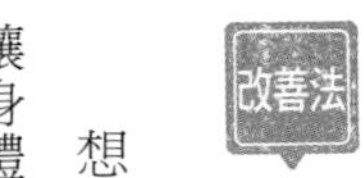

利用具有血管擴張作用以及放鬆效果的精油與植物

想改善發冷問題，另一個關鍵是必須讓身體暖和。建議養成每天用精油泡澡或泡腳的習慣。身體發冷的人，多半肌膚都比較乾燥，將精油加入天然鹽再倒入泡澡水中攪拌，可以緩和泡澡時熱水對肌膚的刺激。

泡澡時建議使用具有血管擴張作用，能暖身的甜橙或佛手柑等柑橘類精油。不過，若是因交感神經緊張導致的身體發冷，柑橘類精油因具有振奮精神的效果，反而會刺激交感神經，因此建議使用有放鬆效果的薰衣草、羅馬洋甘菊與玫瑰等精油。請參照110～111頁的「不安、緊張」項目，挑選合適的精油。

花草茶則建議飲用具有末梢血管擴張作用及放鬆效果的羅馬洋甘菊或椴花茶。此外，薑有促進流汗的作用，建議身體冰冷的人多加攝取。可將薑片加入紅茶中，做成薑汁紅茶（或再加入暖身的肉桂），或是將薑汁與蜂蜜加入熱水中飲用。

可改善身體發冷與生理不順的草本植物

有身體發冷問題的女性，多半也有生理不順的煩惱。瑪卡與當歸可以同時改善這兩種症狀。這兩種植物不僅可以改善末梢循環，還可以緩解身體發冷造成的肌膚乾燥問題。建議以藥酒或保健食品等方式攝取。

暖呼呼的
薑汁泡腳

材料

薑⋯⋯適量

方法

在臉盆或水桶內裝入熱水，薑連皮一起磨碎，倒入水中攪拌，用來泡腳。若覺得水變冷，請再多加一些熱水。

point

請注意不要燙傷。泡5～10分鐘後，全身就會發熱並稍微出汗。

促進血液循環的
精油浴

材料

甜橙精油⋯⋯2滴
佛手柑精油⋯⋯1滴
天然鹽⋯⋯1撮

方法

在天然鹽中加入精油，充分混合後倒入浴缸中，攪拌溶解，用來泡澡。

point

將精油加入天然鹽混合後，精油會比較不容易揮發。請使用微溫不燙手的泡澡水，泡久一些。

適合身體發冷時飲用的
薑汁紅茶

材料（1人份）

紅茶⋯⋯1杯
薑⋯⋯1節

方法

泡好紅茶後，加入薑汁與薑片。

point

加入蜂蜜也很好喝。薑汁紅茶能立即暖身，適合身體發冷時飲用。也可以用熱開水取代紅茶，直接加入薑汁與蜂蜜。

改善冰冷體質的
每日花草茶

材料（1人份）

羅馬洋甘菊⋯⋯2分之1撮
椴花⋯⋯2分之1撮

方法

將花草放入茶壺中注入熱水，蓋上蓋子燜泡約3分鐘。

point

羅馬洋甘菊也可以用德國洋甘菊來代替。養成喝花草茶的習慣，夏天也盡量不要喝冷飲。

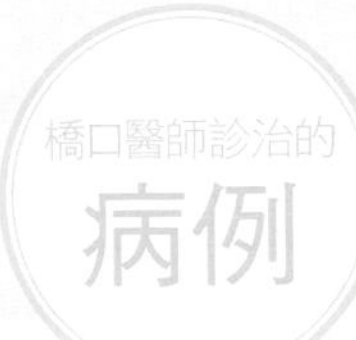

服用人參及花草茶自我保養

（30～34 歲女性 ‧K 小姐）

有些身材纖細的人因基礎代謝低，產生體溫的能量不足，身體特別容易發冷。K小姐就是相當纖瘦，體力也較弱的女性。除了身體發冷，K小姐還有疲勞、常感冒與胃腸不適等問題，因此前來我的診所治療。

除了用中藥治療，我也建議K小姐藉由保養改善虛弱的體質。首先，我請她避免攝取咖啡因飲料，以德國洋甘菊、接骨木與椴花一起泡的花草茶取代。這是因為咖啡因有收縮血管的作用，會讓手腳冰冷更加嚴重。除此之外，咖啡因還有利尿作用，攝取後易造成頻尿，對身體易冰冷的人不好。另一方面，德國洋甘菊還可有效改善胃腸問題，正好適合K小姐。

另外，K小姐還有食量小、疲勞的問題，因此建議她服用人參。人參滋補強身，對胃腸虛弱、身體冰冷及易疲勞的人非常有效。人參本身帶有獨特的氣味，加入黑糖等甜味調味劑製成濃縮萃取液後較易入口。我建議K小姐將人參萃取液加入蘋果茶等香料茶飲中飲用。

K小姐開始保養經過半年，因先天就是強烈的體寒體質，目前仍須服用中藥，但發冷、疲勞及胃腸不適等問題都已大幅改善。

其他問題

水腫

早上臉部及雙手、晚上下半身特別容易水腫

水腫指的是水分由血管或淋巴管滲出，積存在皮下組織中。也稱為「浮腫」，水腫狀態下的身體受到重力壓迫後會留下痕跡。是否會帶來不適感因人而異，特徵是女性較常發生。

水腫的主要原因是重力。早上起床時臉部或雙手之所以會水腫，原因在於前一天晚上長時間躺臥。相反地，傍晚時下半身，尤其是腳和小腿最容易水腫。這是因為一直保持同一種姿勢，原本應該透過血管與淋巴管由末梢回到心臟的血液與淋巴液因而停滯在體內。如此一來，在物理法則上，這些液體很難從末梢回到中樞，而下半身末梢血管與淋巴管內的液體停滯，就會造成雙腳與小腿水腫。此外，襪子、內衣等衣物也會壓迫身體，造成水腫。

過量攝取鹽分、酒精或運動不足也會引發水腫。女性在黃體期，特別是生理期前也會水腫，這是因為排卵後一種叫作黃體酮的荷爾蒙分泌增加而導致（參照126頁）。

若水腫狀況一直持續，可能是甲狀腺機能低下等疾病導致，請接受檢查。

在工作空檔做防水腫運動

想預防水腫，平常就要培養輕微運動的習慣。只要在工作空檔踢踢腳尖與腳跟，做些屈伸運動即可，非常簡單。建議在久坐或久站導致下半身水腫時，多做些運動。

使用可幫助身體排出多餘水分的精油與植物

促進淋巴液循環的精油按摩可有效改善水腫。從身體末梢向中樞按摩，輕輕向上推，可以緩解水腫症狀。精油以具有排濕作用的絲柏、杜松與可去淤滯的檀香較為有效。按摩前先使用精油泡澡，慢慢泡暖身體，效果更佳。

草本植物則可使用幫助排出多餘水分的蒲公英與蕁麻。建議每天飲用這些植物泡成的花草茶，預防水腫。不過，這些茶飲有利尿效果，有頻尿狀況的人須適量飲用。

促進血液循環的精油浴

材料

絲柏精油……3滴
天然鹽……1撮

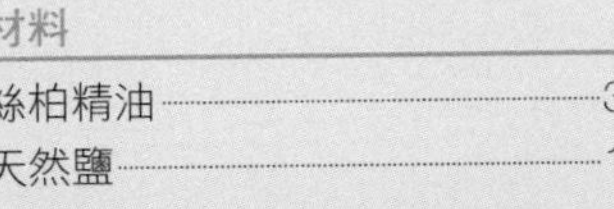

方法

在天然鹽中加入精油，充分混合後倒入浴缸中，攪拌溶解，用來泡澡。

point

將精油加入天然鹽中混合，能使精油較不易揮發。建議用溫水泡澡泡久一些。也可以在泡澡時輕輕按摩腿部，效果更佳。

消除腿部水腫的精油按摩

材料

杜松精油……2滴
甜杏仁油……10ml

方法

將精油加入基底油中充分混合，做成按摩油。將按摩油倒在手上，輕柔按摩小腿與雙腳。

point

請先泡澡促進血液循環，再接著按摩，效果更佳。按摩時從身體末梢向中樞輕輕推、壓。

其他問題

口臭

症狀改善法

用抗菌精油與植物減少口中的壞菌

口臭可能是吃了蔥蒜等食物後引發的生理現象，或是由疾病造成。若是疾病導致的口臭，最常見的原因是牙周病。隨著年齡增長，唾液會減少，牙周病的發生機率也隨之升高。早上若有口氣不好的情況，多半也是牙周病引起。此外，慢性鼻竇炎與扁桃腺腫大造成的扁桃腺結石也會引起口臭。

建議以茶樹精油稀釋漱口，或飲用清爽的薄荷茶，可有效改善口臭。

減少口中壞菌的精油漱口水

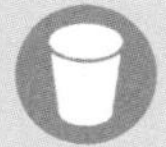

材料

- 茶樹精油……1滴
- 蜂蜜……適量

方法

將精油滴入蜂蜜中，充分攪拌後加入約200ml 的水，攪拌均勻後用來漱口。

point

加入蜂蜜可幫助精油溶解。請不要使用茶樹之外的精油漱口。漱口時也須注意不要將漱口水吞下去。

讓口氣清爽的花草茶

材料（1人份）

- 薄荷……1撮

方法

將花草放入茶壺中注入熱水，蓋上蓋子燜泡約3分鐘。

point

建議在吃了蔥蒜等易造成口臭的食物後飲用，能讓口氣清爽怡人。

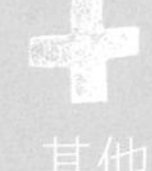

其他問題

汗臭

症狀改善法

利用減少肌膚壞菌的精油去除惱人的汗臭

有些人從青春期開始，就因腋下等處的頂漿腺分泌出的汗臭味而困擾。汗水本身並沒有氣味，但肌膚上的壞菌會分解汗水，產生脂肪酸，因此造成汗臭。沉香醇百里香的精油噴霧可以暫時消除汗臭。此外，若覺得自己有腳臭，建議保養鞋子。方法是脫下鞋子後，對鞋內噴灑茶樹或沉香醇百里香精油噴霧再晾乾。

其他問題

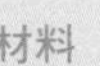

口臭／汗臭

汗臭明顯時的芳香噴霧

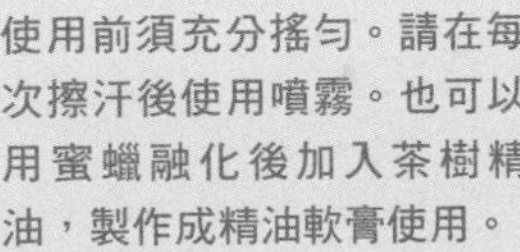

材料

沉香醇百里香精油……6滴
無水酒精……5ml
蒸餾水……10ml
保存容器（噴霧式）

方法

將精油與無水酒精倒入保存容器內，加入蒸餾水後混合均勻。

point

使用前須充分搖勻。請在每次擦汗後使用噴霧。也可以用蜜蠟融化後加入茶樹精油，製作成精油軟膏使用。

在意體味的人可每天飲用的花草茶

材料（1人份）

玫瑰……1撮

方法

將花草放入茶壺中注入熱水，蓋上蓋子燜泡約3分鐘。

point

持續飲用香氣怡人的玫瑰花茶，汗水中也會帶有芳香成分，多少可以改善體味。

其他問題

腰痛、肩頸痠痛

肌肉緊繃 會使血液循環變差

搬重物時，可能會引發急性腰痛或肩頸痠痛，但若是慢性腰痛及肩頸痠痛，則是因肌肉僵硬造成。運動不足或因長時間工作等維持同一姿勢過久，會使血液循環變差，體內也會積存乳酸等疲勞物質。

精神緊張也會加重肌肉緊繃，若腰痛或肩頸痠痛惡化，可能會引發緊張型頭痛。利用精油與草本植物緩解壓力，便能預防及改善問題。

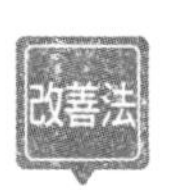

藉由保養 促進血液循環

緩解腰痛、肩頸痠痛的保養法以按摩、精油浴及熱敷較為有效。常用的精油有擴張末梢血管作用的柑橘類、緩解肌肉緊張的薰衣草與快樂鼠尾草、對擴張血管及緩解肌肉緊張都有效的羅馬洋甘菊，以及具有鎮痛作用的檸檬草、桉油醇迷迭香等。這些精油同時也具有放鬆效果，可防止精神壓力導致腰痛與肩頸痠痛惡化。

此外，羅馬洋甘菊（或德國洋甘菊）與椴花具有血管擴張作用及放鬆效果，泡成花草茶飲用，可有效緩解症狀。

背痛也是腰痛

醫學上的「腰痛」除了腰部，還包括背部到接近臀部的位置發生的疼痛。有些腰痛是脊椎與椎間盤的異常造成，但慢性腰痛最常見的原因，是維持身體姿勢使用的肌肉疲勞導致。

緩解一整天緊繃的精油按摩

材料

薰衣草精油……1滴
檸檬草精油……1滴
甜杏仁油……10ml

方法

將精油加入基底油中充分混合，做成按摩油。將按摩油倒在手上，塗在痠痛的部位，輕柔按摩。

point

肩膀痠痛時，輕柔按摩頸部到肩膀上方，腰痛時則按摩腰部到背部。

緩解慢性疼痛的暖呼呼熱敷

材料

薑……1節

方法

用鍋子燒多一些水，薑連皮磨成泥倒入鍋中一起煮沸後，濾渣倒入臉盆等容器中。稍微冷卻後用毛巾或布沾水擰乾，敷在疼痛部位上。

point

熱敷可有效改善慢性疼痛，但須注意避免燙傷。

促進血液循環與放鬆身心的花草茶

材料（1人份）

羅馬洋甘菊……2分之1撮
椴花……2分之1撮

方法

將花草放入茶壺中注入熱水，蓋上蓋子燜泡約3分鐘。

point

羅馬洋甘菊也可用德國洋甘菊取代。這款花草茶對精神緊張造成的肩頸痠痛與腰痛也有效，建議養成每天飲用的習慣。

緩解精神緊張的精油浴

材料

甜橙精油……3滴
天然鹽……1撮

方法

在天然鹽中加入精油，充分混合後倒入浴缸中，攪拌溶解，用來泡澡。

point

將精油加入天然鹽中混合，能使精油較不易揮發。若沒有時間泡全身浴，可選擇泡手或泡腳，一樣有效。

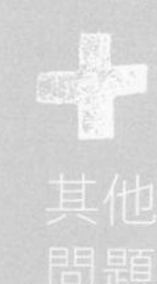

其他問題

肌肉痠痛

症狀改善法

冷敷→精油浴→精油按摩

預防肌肉痠痛，必須在運動後立刻降低肌肉的溫度。讓變熱的肌肉冷卻，可以減緩發炎與水腫。建議使用具有鎮痛效果的桉油醇迷迭香或檸檬草精油冷敷，緩和肌肉的高溫。待發炎緩解後，再用精油泡澡，消除肌肉的僵硬與水腫。另外，在特別疼痛的部位用具有抗痙攣作用的快樂鼠尾草或羅馬洋甘菊精油按摩，可有效改善症狀。

運動後立刻冷敷，預防肌肉痠痛

材料

桉油醇迷迭香精油……2滴

方法

用臉盆接冷水，滴入精油後充分攪拌，用毛巾或布沾水擰乾後敷在腿部等部位。

point

濕敷時請使用冷水，讓發熱的肌肉降溫。運動後立刻冷敷，才能有效預防痠痛。

緩解肌肉痠痛的精油按摩

材料

快樂鼠尾草精油……2滴
甜杏仁油……10ml

方法

將精油加入基底油中充分混合，做成按摩油。將按摩油倒在手上，塗在腿部等部位，輕柔按摩。

point

請先泡澡促進血液循環，再接著按摩。快樂鼠尾草精油也可用羅馬洋甘菊或薰衣草精油代替。

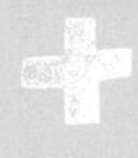

其他問題

燙傷

症狀改善法

用薰衣草或茶樹精油直接塗抹於患部

燙傷後，請立刻用流動的冷水或冰塊降溫。若是紅腫刺痛的輕度燙傷，可直接塗抹精油。

具抗發炎及鎮痛效果的薰衣草及茶樹精油，都可幫助燙傷傷口復原。若使用範圍不大，這2種精油可不經稀釋，直接塗抹於皮膚。請使用棉花棒或消毒棉球，直接塗抹於燙傷患部。

塗抹精油後，請不要用紗布或OK繃包裹患部。精油作用強烈，若患部未保持通風透氣，可能造成皮膚潰瘍。不過，若患部可能因碰撞造成外傷，請用紗布稍微包覆保護。

緩和燙傷紅腫刺痛的精油塗抹法

材料

薰衣草精油……1～2滴

方法

若是輕度燙傷，可將精油滴在棉花棒或消毒棉球上，輕輕塗抹於患部。原則上塗抹精油後不需使用紗布或OK繃。

燙傷傷口起水泡時

若燙傷範圍過大，或可能已傷及皮膚深層，請不要使用精油，先沖水或冰敷患部後，立刻前往醫院治療。傷口起水泡時，也不要塗抹精油。

其他問題

蚊蟲叮咬

症狀改善法

利用防蟲止癢的精油解決蚊蟲叮咬問題

茶樹與薰衣草精油可有效緩解蚊蟲叮咬造成的搔癢。可用精油製作成止癢軟膏或止癢油，或是直接將精油塗抹於患部。不過，膚質敏感者或嬰幼兒請不要直接塗抹精油。

檸檬草、藍膠尤加利等香氣清爽的精油具有除蟲效果。可使用擴香儀等器具擴香，讓房間充滿香氣，避免蚊蟲入侵。

止癢軟膏

材料

茶樹精油……2滴
乳油木果油……約10g

方法

隔水加熱融化乳油木果油，稍微放涼後加入精油並攪拌均勻。

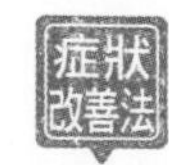

point

精油易揮發，請少量製作，並放入保存容器中。乳油木果油也可用基底油代替。

防蟲精油擴香

材料

檸檬草精油……2滴
藍膠尤加利精油……2滴

方法

將精油滴入擴香儀等擴香器具，讓房間充滿香氣。

point

使用擴香器讓房間充滿精油香氣，避免蚊蟲入侵。茶樹精油也有很好的驅蟲效果。

其他問題

香港腳

茶樹精油具強烈抗真菌作用 可用於香港腳調理

香港腳的病因是一種叫白癬菌的黴菌，感染後便會發病，且具有傳染性。白癬菌還停留在皮膚淺層時，自我調理可發揮一定效果。但若香港腳反覆發作，代表白癬菌已經進入角質層深處，就必須前往醫院治療。為預防香港腳，請經常洗腳，保持清潔，並選擇透氣不悶熱的鞋襪。

若已感染白癬菌，具抗真菌效果的精油可有效發揮作用。若只是輕微的香港腳，可直接用棉花棒沾取茶樹精油原液塗抹。皮膚潰瘍較嚴重時，建議用茶樹精油泡足浴。此外，若有角質變硬的情形，可將精油加入荷荷巴油或角鯊烯中塗抹，可望達到軟化皮膚的效果。

緩解香港腳搔癢及潰爛的足浴

材料

茶樹精油……1～3滴

方法

在較深的臉盆或水桶中注入熱水，滴入精油，浸泡腳踝至腳尖。若是輕微的香港腳，直接塗抹精油也會有效。

香港腳也有不同的類型

香港腳也有幾種不同的類型。其中較具代表性的是腳底及側面長水泡，以及腳趾之間長水泡等兩種。此外，若有腳底到腳踝間角質變硬，脫皮、龜裂，或是蔓延到腳趾等狀況，代表已經是嚴重的香港腳。

皮膚問題

症狀改善法

使用含豐富維他命C的植物或抗發炎精油解決皮膚問題

自古以來，精油與草本植物便常用於肌膚保養。人們深知精油與草本植物的美容效果，將它們用於保養，解決黑斑、皺紋、痘痘、乾燥等各種皮膚問題。皮膚問題有許多不同的原因，睡眠不足與壓力會影響皮脂分泌與血液循環，也是造成皮膚問題的重要因素之一。保有好膚質的訣竅，是平常就養成使用精油與植物的習慣，找到紓解壓力的方式。

可解決肌膚乾燥粗糙問題的草本植物有富含維他命C的玫瑰果及洛神、接骨木等。蕁麻、紫錐菊與蒲公英可改善痘痘問題，玫瑰則可淡化黑斑。建議將這些植物泡成花草茶飲用。

精油建議選用具有抗發炎作用的羅馬洋甘菊與德國洋甘菊，以及可軟化變硬肌膚的天竺葵、玫瑰與玫瑰果等。不過，精油效果較強，肌膚狀況不佳或敏感者建議避免使用。使用於臉部時，稀釋濃度須維持在0.5％以下（參照42頁）。

單獨使用基底油也有很好的效果

用來稀釋精油的基底油（植物油）對肌膚也有各種美容效果（參照218頁），單獨使用也十分有效。肌膚狀況不佳或敏感者，建議直接使用不加精油的基底油。

解決痘痘等肌膚問題的花草茶

材料（1人份）

接骨木……2分之1撮
蒲公英……2分之1撮

方法

將花草放入茶壺中注入熱水，蓋上蓋子燜泡約3分鐘。

point

皮膚有搔癢或蕁麻疹等症狀時，建議用蕁麻代替蒲公英。

超級美肌花草茶

材料（1人份）

玫瑰果……2分之1撮
洛神花……2分之1撮

方法

將花草放入茶壺中注入熱水，蓋上蓋子燜泡約3分鐘。

point

以富含維他命C的玫瑰果搭配富含檸檬酸的洛神。泡出的茶水偏酸，建議加入蜂蜜飲用。

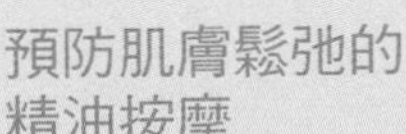

預防肌膚鬆弛的精油按摩

材料

花梨木精油……1滴
荷荷巴油……10ml

方法

將精油加入基底油中充分混合，做成按摩油。洗臉後，將按摩油塗在眼睛下方、臉頰與下巴等處，輕柔按摩。

point

注意勿讓按摩油接觸到眼睛與嘴巴。肌膚狀況不佳時，避免使用精油。

適合乾性膚質使用的精油塗抹法

材料

天竺葵精油……1滴
荷荷巴油……10ml

方法

將精油加入基底油中充分混合，做成保養油。將保養油倒在手上，塗抹於肌膚乾燥的部位。

point

將調和好的保養油倒入容器中保存。肌膚狀況不佳時，避免使用精油。

其他問題

頭髮問題

好好保養頭髮可預防秀髮老化

症狀改善法

分岔、斷裂、頭皮粗糙、髮量減少、白頭髮……頭髮的問題多到數不清。想維持健康的秀髮，除了飲食均衡、睡眠充足外，還要注意避免累積過多的壓力。壓力不僅容易引發頭髮問題，還會造成掉髮與白頭髮。

想避免頭髮問題，必須像照顧肌膚一樣保養頭皮，預防頭皮老化。建議用基底油與精油調和成保養油，用來按摩頭皮，促進血液循環。不過，精油的稀釋濃度須調至0.5％以下（參照42頁）。

若有頭皮屑或頭皮搔癢，可能是壞菌增加，引起脂漏性皮膚炎所導致。建議使用具有抗菌及抗發炎作用的茶樹或天竺葵精油改善。預防掉髮與白頭髮，傳統上會使用馬鞭草酮迷迭香精油。

許多基底油自古就用來保養頭髮，山茶花油與荷荷巴油就是其中的代表。

用於染髮的植物指甲花

指甲花是一種頗受歡迎的染髮劑，原產於印度，自古就是人們會加以利用的植物。許多染髮劑都會傷害髮質，但指甲花屬於天然原料，較不傷髮質，還有保養效果，因此備受矚目。

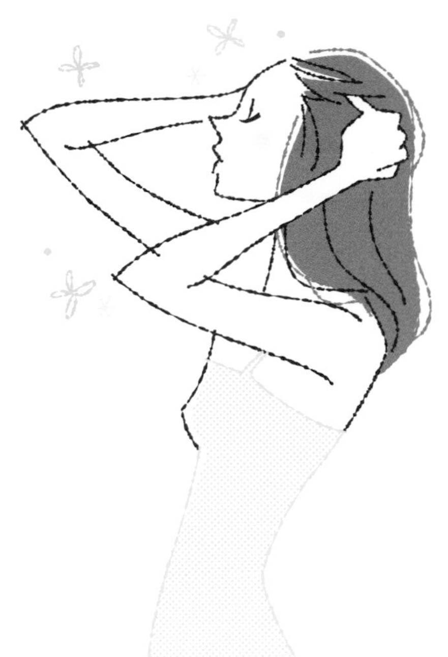

改善頭皮屑、頭皮搔癢的精油按摩

材料

茶樹精油……1滴
荷荷巴油……10ml

方法

將精油加入基底油中充分混合，做成按摩油。洗頭後將按摩油滴在有頭皮屑或搔癢的部位，用指腹輕柔按摩。

point

為促進頭皮血液循環，建議等10分鐘後再洗掉按摩油。

自製精油洗髮精

材料

天竺葵精油……5～6滴
無香料、無添加物洗髮精……50ml

方法

將精油加入洗髮精中充分攪拌，倒入保存容器中，當成一般洗髮精使用。

point

精油容易揮發，建議每次製作少量即可。也可使用自己喜歡的精油製作。

改善掉髮的精油按摩

材料

馬鞭草酮迷迭香精油……1滴
山茶花油……10ml

方法

將精油加入基底油中充分混合，做成按摩油。洗頭前將按摩油滴在整頭上，用雙手指腹輕柔按摩，並於洗頭時沖掉按摩油。

point

為促進頭皮血液循環，建議等10分鐘後再洗掉按摩油。

其他
問題

跌打損傷
擦傷
時差調整

輕微撞傷時的精油冷敷

材料

薰衣草精油……2滴

方法

在臉盆放冷水，滴入精油後充分攪拌，用毛巾或布沾水後盡量扭乾，敷在患部上。

point

撞傷時，必須盡早處理。利用具有鎮痛及抗發炎作用的薰衣草精油，緩解紅腫與疼痛。

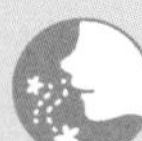

擺脫時差的精油吸入

材料

胡椒薄荷精油……1滴

方法

在手帕或面紙上滴上精油，靠近鼻子吸入香氣。

point

因時差未調回而昏昏沉沉時，可利用精油振奮精神。胡椒薄荷精油也可以用桉油醇迷迭香來代替。用基底油稀釋後塗抹在肩頸處，效果也不錯。

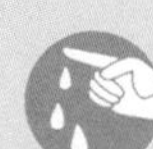

加速輕微擦傷痊癒的精油塗抹法

材料

茶樹精油……2滴
金盞花浸泡油……10ml

方法

將精油加入基底油中充分混合，滴在手上，塗抹於患部。

point

若是輕微的擦傷，可用幫助皮膚再生的茶樹精油與具皮膚保護效果的金盞花浸泡油先做緊急處理。

PART 3

精油及
草本植物介紹

介紹自我保養使用的精油與草本植物特徵及作用、
適用症狀、建議的使用方法及使用時的注意事項。
購買及使用前請先確認，確保使用時的安全與效率。
另附錄一目了然的精油與草本植物功效一覽表，
供讀者參考利用。

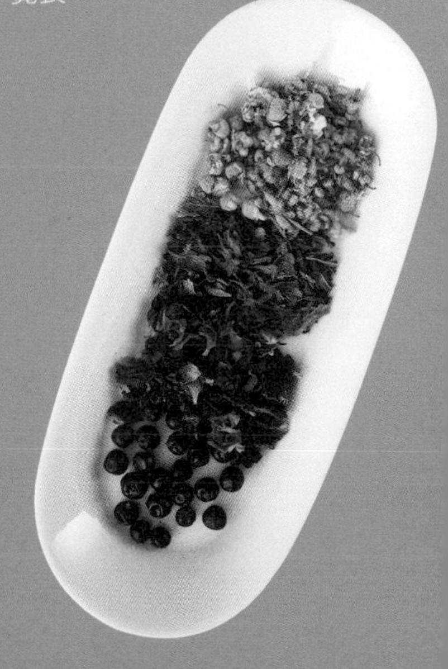

依蘭依蘭 Ylang ylang

依蘭依蘭是知名的香水原料，具有極佳的放鬆效果，可緩解不安、緊張、憤怒與恐懼，鼓勵振奮心靈。對經前症候群、更年期障礙的心理症狀及心悸也有效。因具有催情作用，亦用於改善性冷感與勃起障礙。同時具有優良的抗氧化作用，也用於改善肌膚乾燥粗糙。

香氣特徵

類似茉莉，帶有南國風情的甜美濃厚香氣。香氣強烈。

主要作用

鎮靜、抗憂鬱、催情、抗發炎、抗痙攣、抗菌、抗過敏

適用症狀

憂鬱、精神緊張、喪失自信、心悸、皮膚粗糙、更年期障礙、經前症候群、高血壓、勃起障礙

Data

學名
Cananga odorata

科名
番荔枝科

萃取部位
花

萃取方法
水蒸氣蒸餾法

精油主要成分
大根香葉烯D、金合歡烯、β-石竹烯、苯甲酸苄酯

使用注意事項
過度使用可能引發頭痛或噁心想吐。具有皮膚刺激性，膚質敏感者須避免用於肌膚。

甜橙 Sweet Orange

甜橙精油是由果皮萃取，具有果實本身的清新香氣，可安心用於兒童。具有振奮精神與放鬆效果，適合用於緩解不安與緊張，帶來好心情。同時也有良好的助眠效果，還可促進腸胃蠕動，增進食慾。具有促進末梢循環的作用，可改善手腳冰冷與肌肉僵硬。

香氣特徵

在柑橘類特有的清爽果香中，帶有甜美的橙橘氣息。

主要作用

穩定精神、鎮靜、健胃、促進消化、促進血液循環

適用症狀

精神緊張、失眠、食慾不振、噁心反胃、便秘、腰痛、肩頸痠痛、肌肉痠痛、身體發冷、眼睛疲勞、生理痛

Data

學名
Citrus sinensis

科名
芸香科

萃取部位
果皮

萃取方法
壓榨法

精油主要成分
D-檸檬烯、正辛醇、檜烯

使用注意事項
與苦橙類精油不同，沒有光敏感性，可安心用於肌膚。

德國洋甘菊 German Chamomile

德國洋甘菊的學名「Matricaria」源自拉丁文中的「子宮」或「母親」。花草茶常用於緩和不安與緊張，精油特徵為具有優良的抗發炎與促進上皮新生效果，同時也具有止癢功效，適合用於乾癢敏感肌等肌膚保養。德國洋甘菊還具有極佳的鎮靜效果，適合需要放鬆時使用。

香氣特徵

略帶辛辣，濃厚且甘醇。

主要作用

抗發炎、抗過敏、促進上皮新生、止癢、鎮痛、鎮靜、抗痙攣

適用症狀

異位性皮膚炎、氣喘、肌膚乾燥、精神緊張、不安、失眠、緊張型頭痛

Data

學名
Matricaria recutita

科名
菊科

萃取部位
花

萃取方法
水蒸氣蒸餾法

精油主要成分
沒藥醇氧化物 A、沒藥醇氧化物 B、母菊天藍烴

羅馬洋甘菊 Roman Chamomile

羅馬洋甘菊是生命力強韌的多年生草本植物，有「植物醫生」的美稱。具有極佳的鎮靜效果，可緩和不安、緊張及亢奮等情緒，適合受到精神打擊時使用。羅馬洋甘菊同時還是頗受歡迎的安眠精油，並具有緩解頭痛、肌肉痠痛等各種疼痛的功效。效能溫和，可安心用於孩童，可於孩童難以入睡時使用。

香氣特徵

水嫩的草香，帶有青蘋果的酸甜。香氣比德國洋甘菊更強烈。

主要作用

鎮靜、抗憂鬱、抗痙攣、鎮痛、抗發炎、通經

適用症狀

精神緊張、不安、失眠、憂鬱、緊張型頭痛、身體發冷、腰痛、肩頸痠痛、眼睛疲勞、肌肉痠痛、高血壓、生理不順、生理痛、經前症候群、更年期障礙

Data

學名
Anthemis nobilis

科名
菊科

萃取部位
花

萃取方法
水蒸氣蒸餾法

精油主要成分
歐白芷酸異丁酯、歐白芷酸異戊酯、歐白芷酸甲基酯、反式松香芹醇、歐白芷酸甲基丁基酯

使用注意事項
建議避免於懷孕初期使用。

快樂鼠尾草 Clary sage

快樂鼠尾草的英文名為「Clary sage」，其中 Clary 在法文中是「明朗」「清淨」的意思。快樂鼠尾草精油具有優異的鎮靜及振奮精神效果，帶來療癒心靈的幸福感，並含有類雌激素成分，對生理不順、經前症候群、更年期障礙等婦科症狀均有改善效果。此外，也能緩和緊張型頭痛、肩頸痠痛、肌肉痠痛等各種疼痛。

香氣特徵

香氣清爽而具有層次，帶有堅果般的微微甘甜味。

主要作用

鎮靜、振奮、抗痙攣、鎮痛、抗憂鬱、通經、催情、類女性荷爾蒙

適用症狀

憂鬱、不安、精神緊張、失眠、高血壓、更年期障礙、經前症候群、生理痛、緊張型頭痛、肌肉痠痛、肩頸痠痛

Data

學名
Salvia sclarea

科名
唇形科

萃取部位
花、葉

萃取方法
水蒸氣蒸餾法

精油主要成分
乙酸芳樟酯、芳樟醇、香紫蘇醇、月桂烯

使用注意事項
懷孕初期、乳癌患者及飲酒後請避免使用。

葡萄柚 Grapefruit

學名中的「paradisi」是樂園的意思，葡萄柚精油名副其實，可緩和不安及緊張，讓沮喪心情變得愉快。具有平撫焦躁的作用，適合需要集中注意力時使用。此外還具有改善僵硬與疼痛的效果，可有效緩解肩頸僵硬與緊張型頭痛的症狀。同時還有緩解孕吐、促進脂肪燃燒等功效。

香氣特徵

在柑橘類的清新爽快香氣中，帶有微微苦味與甜香。是人人都喜愛的香味。

主要作用

提神、抗憂鬱、淨化空氣、促進消化、止吐、鎮痛、擴張血管、分解脂肪

適用症狀

不安、精神緊張、焦躁、經前症候群、肩頸痠痛、緊張型頭痛、直立不耐症、肥胖、孕吐、身體發冷

Data

學名
Citrus paradisi

科名
芸香科

萃取部位
果皮

萃取方法
壓榨法

精油主要成分
檸檬烯、諾卡酮

使用注意事項
使用於肌膚後，避免曝曬於日光與紫外線下。正在服藥者須避免使用高濃度的葡萄柚精油。

絲柏 Cypress

絲柏在古埃及與古羅馬被奉為聖樹。適合在需要冷靜或集中注意力、撫平焦躁時使用。具有極佳的止咳效果，可有效改善咳嗽等呼吸器官問題。同時也有抑制血管擴張的作用，常用於改善腿部水腫及靜脈瘤。

香氣特徵

類似扁柏，清爽而沉穩。略帶辛辣，充滿清涼感。

主要作用

去淤滯、收縮血管、止咳、抗菌、止汗、抗痙攣、提神、類女性荷爾蒙

適用症狀

水腫、身體發冷、焦躁、失眠、經前症候群、更年期障礙、咳嗽、肌肉痠痛、痔瘡、下肢靜脈瘤

Data

學名
Cupressus sempervirens

科名
柏科

萃取部位
葉、毬果

萃取方法
水蒸氣蒸餾法

精油主要成分
α-蒎烯、3-蒈烯、檸檬烯、月桂烯、雪松醇

使用注意事項
懷孕初期須避免使用。膚質敏感者以高濃度使用時須特別注意。

檀香（白檀） Sandalwood

檀香自古就是印度寺院冥想時使用的薰香，在阿育吠陀醫學中被視為珍寶。具有鎮靜作用，可緩和亢奮的情緒，讓心情平靜，常用於引導進入冥想或睡眠。有提高心臟功能的效果，可改善水腫，並含有類似男性荷爾蒙的成分，催情作用也廣為人知。

香氣特徵

甜美而濃厚。沉穩的東方香調。常當成線香的香氣使用。

主要作用

強心、強身、利尿、去淤滯、鎮靜、抗痙攣、抗菌、抗真菌、抗病毒、催情

適用症狀

水腫、異位性皮膚炎、不安、焦躁、高血壓、失眠、勃起障礙

Data

學名
Santalum album

科名
檀香科

萃取部位
枝幹

萃取方法
水蒸氣蒸餾法

精油主要成分
α-檀香醇、β-檀香醇、α-香檸檬烯醇

使用注意事項
懷孕初期須避免大量使用。

大西洋雪松 Atlas cedarwood

松科的針葉樹，在古埃及被奉為聖樹。與柏科的維吉尼亞雪松是不同植物。具有活化大腦，提高注意力與忍耐力的效果，適合有氣無力或冥想時使用。鎮靜效果極佳，能緩和不安與緊張。同時具有化痰作用，可改善呼吸系統問題。

香氣特徵

類似檀香，接近花香調的木質香。充滿東方風情，帶有微微的甜香。

主要作用

鎮靜、強身、提神、化痰、抗菌、抗真菌、去淤滯

適用症狀

精神緊張、焦躁、憂鬱、感冒、喉嚨痛、咳嗽、高血壓、水腫

Data

學名
Cedrus atlantica

科名
松科

萃取部位
枝幹

萃取方法
水蒸氣蒸餾法

精油主要成分
β-雪松烯、α-雪松烯、γ-雪松烯、大西洋酮

使用注意事項
孕期及嬰幼兒避免使用。

茉莉 Jasmine

印度與阿拉伯用來當催情藥的香氣。須使用大量花朵才能萃取出極少量精油，價格極昂貴。可緩和不安與焦躁，帶來活力。還可緩解生產時的陣痛，幫助分娩，是產婦分娩時會使用的精油。生產後亦可幫助產婦維持穩定的精神狀態。對女性特有症狀也有改善效果。

香氣特徵

非常濃厚甜美，充滿魅惑力的花香。據説埃及艷后也非常喜愛茉莉的香味。

主要作用

抗憂鬱、鎮靜、催情、助產、催乳、抗痙攣、通經

適用症狀

憂鬱、不安、焦躁、失眠、產後憂鬱、生理痛、生理不順、經前症候群、更年期障礙

Data

學名
Jasminum grandiflorum

科名
木樨科

萃取部位
花

萃取方法
冷浸法、溶劑萃取法

精油主要成分
乙酸苄酯、植醇、芳樟醇、素馨酮

使用注意事項
孕期須避免使用，直到分娩。

杜松 Juniper

柏科的常綠樹，果實叫作 Juniper berry（杜松漿果），因是琴酒香氣來源而聞名。清爽的香氣能消除壓力，提高注意力。具有去淤滯、抗發炎與鎮痛效果，可改善水腫、肩頸痠痛、肌肉痠痛與關節痛。還有抑制皮脂分泌的效果，可改善青春痘與脂漏性皮膚炎。

香氣特徵

清爽而沉穩的木質香，類似扁柏。帶有苦味與甘甜。

主要作用

去淤滯、利尿、抗菌、抗發炎、鎮痛、抗痙攣、強身、提神

適用症狀

水腫、肌肉痠痛、肩頸痠痛、痔瘡、關節炎、焦躁、憂鬱、青春痘

Data

學名
Juniperus communis

科名
柏科

萃取部位
果實

萃取方法
水蒸氣蒸餾法

精油主要成分
α-蒎烯、月桂烯、α-依蘭油烯、檜烯、檸檬烯、萜品烯-4-醇、乙酸檜酯

使用注意事項
孕期及腎臟疾病病患須避免使用。勿長期使用。

天竺葵 Geranium

特徵是擁有類似玫瑰的香氣。作用也與玫瑰相似，可幫助放鬆，緩和壓力帶來的問題。適合分娩前後、月經前、更年期等精神不穩定時期使用。具柔潤肌膚的效果，可預防皺紋與妊娠線，美肌效果值得期待。

香氣特徵

別名「玫瑰天竺葵」，具有類似玫瑰的香氣，甜美中帶著薄荷般的清涼。

主要作用

鎮靜、鎮痛、抗憂鬱、恢復肌膚彈力、止癢、抗菌

適用症狀

不安、憂鬱、經前症候群、生理不順、更年期障礙、肌膚保養、妊娠線、防蟲

Data

學名
Pelargonium graveolens

科名
牻牛兒苗科

萃取部位
花、葉

萃取方法
水蒸氣蒸餾法

精油主要成分
香茅醇、香葉醇、芳樟醇、甲酸香茅酯、甲酸香葉酯、異薄荷酮

沈香醇百里香 Thyme linalool

百里香按其化學類型，在成分與藥效上都有差異。沈香醇百里香帶有甜美的香氣，提神效果佳。百里酚百里香則常用於治療傳染病。適用於療癒心理疲憊、振奮心情，以及活化大腦，提高注意力與記憶力。具有抗菌、抗病毒作用，可用於預防感冒與傳染病。對帶痰的咳嗽也有改善效果。

香氣特徵

清爽的草香，帶有甜香與苦味。

主要作用

提神、抗憂鬱、抗菌、抗病毒、抗發炎、化痰

適用症狀

焦躁、憂鬱、感冒、咳嗽

Data

學名
Thymus vulgaris

科名
唇形科

萃取部位
葉、花

萃取方法
水蒸氣蒸餾法

精油主要成分
芳樟醇、乙酸芳樟酯、香芹酚、百里酚、石竹烯

使用注意事項
孕期須避免使用。百里酚百里香有皮膚刺激性，使用時須注意。

茶樹 Tea tree

原產於澳洲的常綠樹，是當地原住民用於治療傷口與傳染病的萬能藥。具有極佳的抗發炎與抗病毒效果，可有效預防感冒、治療傷口及緩和花粉症症狀。另有抗菌、抗真菌及促進傷口痊癒的作用，常用於解決青春痘、蚊蟲叮咬、燙傷、香港腳等肌膚問題。也適合用於提神。

香氣特徵

尖銳而清爽的香氣。與尤加利相似。

主要作用

抗菌、抗病毒、抗真菌、抗發炎、活化免疫、鎮痛、化痰、防蟲、提神

適用症狀

感冒、咳嗽、花粉症、嘴破、口臭、異位性皮膚炎、氣喘、直立不耐症、痔瘡、膀胱炎、肌肉痠痛、燙傷、青春痘、香港腳、蚊蟲叮咬

Data

學名
Melaleuca alternifolia

科名
桃金孃科

萃取部位
葉

萃取方法
水蒸氣蒸餾法

精油主要成分
萜品烯-4-醇、α-松油烯、γ-松油烯、萜品油烯、桉葉油醇

使用注意事項
安全性高，可直接塗抹少量於肌膚，或用於漱口。

橙花（苦橙）Neroli

由苦橙花萃取的昂貴精油。具有極佳的放鬆效果，可緩解不安與壓力，穩定精神，有助眠效果。同時具有調整自律神經平衡的功效，可改善壓力導致的各種身體不適。能促進肌膚恢復彈性，預防並改善皺紋。

香氣特徵

具有柑橘類的清爽香氣與微微的苦味，屬於甜美而纖細的花香。

主要作用

鎮靜、抗憂鬱、強身、催情、恢復肌膚彈力、抗痙攣、提神

適用症狀

不安、憂鬱、失眠、經前症候群、更年期障礙、肌膚保養、妊娠線

Data

學名
Citrus aurantium

科名
芸香科

萃取部位
花

萃取方法
水蒸氣蒸餾法、冷浸法

精油主要成分
芳樟醇、檸檬烯、蒎烯、橙花叔醇、乙酸芳樟酯

使用注意事項
懷孕初期須避免大量使用。

歐洲赤松 Pine

常綠針葉喬木。自古便因優異的抗菌作用而廣受注目。同時具有頗佳的鎮靜作用，適合在需要轉換心情時使用。有提神及淨化空氣的效果，適合用作室內香氛。亦用於改善流鼻水、鼻塞等感冒症狀及皮膚發炎等病症。

香氣特徵

有如置身森林中的清爽香氣，新鮮而帶有少許刺激。

主要作用

提神、強身、化痰、抗病毒、抗菌、抗發炎、鎮靜、鎮痛、防蟲

適用症狀

焦躁、憂鬱、預防感冒、防蟲

Data

學名
Pinus sylvestris

科名
松科

萃取部位
針葉、毬果

萃取方法
水蒸氣蒸餾法

精油主要成分
α-蒎烯、β-蒎烯、月桂烯、莰烯、檸檬烯、乙酸龍腦酯

使用注意事項
懷孕初期須避免使用。

茴香 Fennel

在日本當成暖身及健胃整腸的中藥使用。也是知名的香料，用於製作醃漬食品等。具有促進消化、緩解腹痛的作用。主成分反式茴香腦具有類似女性荷爾蒙的作用，可改善月經問題與更年期等女性特有的症狀。

香氣特徵

帶有微微辛辣的草香，含有花朵的甜美。

主要作用

類雌激素、催乳、健胃、增進食慾、抗痙攣、化痰、去淤滯

適用症狀

經前症候群、生理痛、更年期障礙、水腫、食慾不振、腹痛

Data

學名
Foeniculum vulgare

科名
繖形花科

萃取部位
種子

萃取方法
水蒸氣蒸餾法

精油主要成分
反式茴香腦、檸檬烯、茴香酮、大茴香醛

使用注意事項
孕婦、嬰幼兒、乳癌患者及癲癇患者須避免使用。可能對皮膚有刺激性。

苦橙葉 Petit grain

由苦橙的枝葉萃取的精油。氣味比橙花偏木質調，效果與橙花相似。對精神方面的作用特別強，可緩解壓力造成的各種身體不適，鎮靜亢奮的情緒，緩和不安，調整自律神經平衡。適合需要轉換心情及失眠時使用。

香氣特徵

帶有花香調的甜美與柑橘類的清爽。類似橙花，但偏木質香。

主要作用

鎮靜、抗憂鬱、抗痙攣、強身

適用症狀

焦躁、憂鬱、不安、失眠、噁心反胃

Data

學名
Citrus aurantium

科名
芸香科

萃取部位
葉、枝

萃取方法
水蒸氣蒸餾法

精油主要成分
乙酸芳樟酯、芳樟醇、檸檬烯、品醇、乙酸香葉酯、羅勒烯

黑胡椒 Black pepper

黑胡椒是許多料理都會使用的香料，在日本也頗受歡迎。其精油可促進消化，緩和消化系統不適。具有溫暖身體局部的作用，可改善肩頸痠痛及凍傷。同時有提高基礎代謝、促進脂肪分解的功能，常用於幫助瘦身減重。

香氣特徵

帶有溫暖的氣息，尖銳而刺激的辛辣香氣。

主要作用

增進食慾、促進消化、健胃、抗菌、鎮痛、瘦身

適用症狀

食慾不振、凍傷、肩頸僵硬、肌肉痠痛、幫助瘦身

Data

學名
Piper nigrum

科名
胡椒科

萃取部位
果實

萃取方法
水蒸氣蒸餾法

精油主要成分
檜烯、檸檬烯、β-蒎烯、β-石竹烯、月桂烯

使用注意事項
具皮膚刺激性，使用時須注意。懷孕初期須避免使用。

乳香 Frankincense

乳香在全世界都用於宗教儀式或冥想時的薰香。具有極佳的鎮靜效果，可緩解焦躁或緊張，適合在有氣無力時使用。同時具有美肌效果，可使肌膚緊實，預防皺紋，加速傷口修復。並具有化痰作用，也用於緩解呼吸系統症狀。

香氣特徵

樹脂香氣中帶有類似檸檬的清新，香調沉穩。

主要作用

鎮靜、強身、抗憂鬱、抗菌、抗發炎、化痰、活化免疫

適用症狀

焦躁、無精打采、不安、憂鬱、失眠、咳嗽、異位性皮膚炎、高血壓、氣喘、肌膚保養

Data

學名
Boswellia carterii

科名
橄欖科

萃取部位
樹脂

萃取方法
水蒸氣蒸餾法

精油主要成分
α-蒎烯、雙戊烯、杜松烯、莰烯、水芹烯、酮醇

使用注意事項
懷孕初期須避免大量使用。

胡椒薄荷 Peppermint

胡椒薄荷口味的口香糖與糖果是大眾十分熟悉的商品。特徵是風味清新，可刺激大腦，用於驅除睡意與振奮精神。同時具有促進胃腸蠕動、改善噁心反胃的效果，適用於宿醉或暈車暈船。可轉換焦躁或亢奮的情緒，重振精神。

香氣特徵

強烈的薄荷醇香氣，具有清涼感。香味比綠薄荷更清新。

主要作用

提神、強身、促進消化、強心、收縮血管、退燒、健胃、收斂、抗發炎、止吐、抗痙攣、消脹氣

適用症狀

焦躁、咳嗽、鼻炎、噁心反胃、腹痛、便秘、口臭、肌肉痠痛、睡意、花粉症

Data

學名
Mentha piperita

科名
唇形科

萃取部位
花、葉

萃取方法
水蒸氣蒸餾法

精油主要成分
薄荷醇、薄荷酮、桉葉油醇、乙酸薄荷酯、檸檬烯、胡薄荷酮

使用注意事項
嬰幼兒、孕婦及癲癇患者須避免大量使用。具皮膚刺激性，須避免以高濃度使用。

佛手柑 Bergamot

用於伯爵茶調味及製作古龍水。同時具有鎮靜及振奮精神的作用，可療癒憤怒、不安與壓力等負面情緒，恢復平靜。對消化系統各種問題均可發揮效果，尤其是神經性胃腸症狀。調整食慾的功效極佳，可有效改善暴飲暴食。

香氣特徵

偏苦的柑橘類香氣，帶有花朵般的甜香與清爽。非常平易近人。

主要作用

鎮靜、抗憂鬱、振奮精神、抗菌、抗病毒、抗發炎、健胃

適用症狀

不安、憂鬱、精神緊張、失眠、身體發冷

Data

學名
Citrus bergamia

科名
芸香科

萃取部位
果皮

萃取方法
壓榨法

精油主要成分
乙酸芳樟酯、檸檬烯、β-蒎烯、γ-松油烯、β-沒藥烯、芳樟醇、佛手柑內酯

使用注意事項
具有光敏感性，使用於肌膚後須避免曝曬於陽光或紫外線下。

甜馬鬱蘭 Sweet Marjoram

唇形科的植物，也用於烹調料理。能鎮靜亢奮的心情，進入深層放鬆，可改善自律神經失調造成的不適症狀，以及不安、焦躁與失眠。同時具有促進血液循環的效果，可緩和生理痛與肌肉痠痛。也用於消除黑眼圈。成分與茶樹相似，有極佳的抗病毒、抗發炎效果，也可緩解感冒症狀。

香氣特徵

帶有微微苦味與甜味的溫暖辛辣香氣。也很適合男性使用。

主要作用

鎮靜、鎮痛、促進血液循環、抗菌、抗病毒、抗發炎、化痰

適用症狀

不安、焦躁、失眠、肌肉痠痛、肩頸痠痛、緊張型頭痛、經前症候群、生理痛、感冒

Data

學名
Origanum majorana

科名
唇形科

萃取部位
葉

萃取方法
水蒸氣蒸餾法

精油主要成分
萜品烯-4-醇、γ-松油烯、α-松油烯醇、龍腦、檜烯、β-石竹烯

使用注意事項
懷孕初期須避免大量使用

藍膠尤加利 Eucalyptus globulus

尤加利精油有幾種不同的種類，以藍膠尤加利最為普遍。具有抗菌、抗發炎及化痰效果，可有效改善感冒與花粉症，緩解咳嗽、鼻塞、頭痛等各種感冒症狀。同時具有提神效果，適合心情沮喪、精神緊繃及需要提高注意力時使用。

香氣特徵

能讓鼻腔通暢的清涼香氣。尖銳而純淨，香氣強烈。

主要作用

化痰、抗發炎、抗菌、抗真菌、抗病毒、鎮痛、提神

適用症狀

感冒、氣喘、花粉症、咳嗽、除蟲

Data

學名
Eucalyptus globulus

科名
桃金孃科

萃取部位
葉

萃取方法
水蒸氣蒸餾法

精油主要成分
桉葉油醇、α-蒎烯、藍桉醇、檸檬烯、α-松油烯、香橙烯

使用注意事項
桉葉油醇可能會刺激皮膚，膚質敏感者須特別注意。孕婦與嬰幼兒須避免使用。

薰衣草 Lavender

擁有許多效能且作用溫和，是芳療經常使用的精油。緩和情緒與調整自律神經平衡的效果優異，同時也有極佳的放鬆效果，是知名的助眠精油。可緩解緊張型頭痛、肌肉痠痛、生理痛等疼痛症狀，還可抗發炎，可用於處理皮膚炎或燙傷。

香氣特徵

帶有清爽的酸味，清透而輕快的花香。

主要作用

鎮靜、抗憂鬱、抗痙攣、鎮痛、抗發炎、抗菌、抗病毒、抗真菌、通經

適用症狀

焦躁、緊張、憂鬱、失眠、緊張型頭痛、眼睛疲勞、高血壓、肩頸痠痛、肌肉痠痛、跌打損傷、燙傷、身體發冷、生理痛、經前症候群、更年期障礙、異位性皮膚炎、蚊蟲叮咬、氣喘

Data

學名
Lavandula angustifolia

科名
唇形科

萃取部位
花

萃取方法
水蒸氣蒸餾法

精油主要成分
乙酸芳樟酯、芳樟酮、萜品烯-4-醇、樟腦、桉葉油醇、薰衣草醇

使用注意事項
懷孕初期須避免大量使用。

檸檬 Lemon

自古以來就以優異的抗菌效果聞名。可使頭腦清醒，提高注意力與記憶力，且有提神效果，常用於室內香氛。除了促進消化，還有極佳的抗菌效果，可淨化室內空氣，預防感冒。除臭效果佳，適用於預防體臭。

香氣特徵

在檸檬果實的清新香氣中，帶有刺激性的酸味。

主要作用

擴張末梢血管、促進消化、提神、抗菌、抗病毒

適用症狀

焦躁、睡意、食慾不振、預防感冒、肩頸痠痛、緊張型頭痛、噁心反胃、直立不耐症

Data

學名
Citrus limom

科名
芸香科

萃取部位
果皮

萃取方法
壓榨法、水蒸氣蒸餾法

精油主要成分
d-檸檬烯、α-蒎烯、β-蒎烯、γ-松油烯、檜烯、香葉醛、橙花醛、佛手柑內酯

使用注意事項
若用於肌膚，須避免曝曬於陽光或紫外線下。具有皮膚刺激性，使用時須注意。

檸檬草 Lemongrass

禾本科多年生草本植物，是大眾熟悉的泰國料理酸辣蝦湯中的香料。有振奮精神的效果，適合需要放鬆疲勞與提高士氣時使用。有促進消化的作用，可改善胃腸問題。同時也有鎮痛及促進血液循環的效果，可改善肩頸痠痛、肌肉痠痛及身體發冷。也可用於室內空氣淨化。

香氣特徵

在檸檬的香氣中，帶有清爽的甘甜與新鮮的草香。

主要作用

提神、振奮精神、鎮痛、抗發炎、促進血液循環、催乳、抗菌、抗真菌、促進消化、防蟲

適用症狀

焦躁、睡意、食慾不振、肌肉痠痛、肩頸痠痛、緊張型頭痛、身體發冷、防蟲

Data

學名
Cymbopogon citratus

科名
禾本科

萃取部位
葉

萃取方法
水蒸氣蒸餾法

精油主要成分
香葉醛、橙花醛、香葉酯、乙酸香葉酯、香茅醇、檸檬醛、月桂烯

使用注意事項
含醛類較多，若以高濃度使用，對皮膚的刺激性較強。

香蜂草 Lemon balm

自古就是萬能藥草，阿拉伯將香蜂草當成治療癔病的藥物使用。萃取率極低，是非常昂貴的精油。對精神面有極佳的效果，可沈靜思緒，平復心情。同時可改善壓力造成的消化系統問題，並具有抗過敏作用，可緩和異位性皮膚炎等症狀。

香氣特徵

含有酸味與蜂蜜般的香甜，帶著類似檸檬的清涼感。

主要作用

抗憂鬱、鎮靜、強身、退燒、抗過敏、止癢、鎮痛、抗痙攣

適用症狀

焦躁、憂鬱、不安、失眠、緊張型頭痛、大腸激躁症、異位性皮膚炎

Data

學名
Melissa officinalis

科名
唇形科

萃取部位
花、葉

萃取方法
水蒸氣蒸餾法

精油主要成分
香葉醛、橙花醛、β-石竹烯、香葉醇、香茅醛

使用注意事項
孕期須避免使用。可能對皮膚造成刺激，使用時須注意。

玫瑰 Rose

2000朵玫瑰才能萃取出1g玫瑰精油，因此價格非常昂貴。帶有玫瑰本身的芳香，頗受女性歡迎。常用於改善生理痛、生理不順、經前症候群、更年期障礙等婦女症狀。另有極佳的平復及振奮情緒功能，適合受到打擊、心靈受傷時使用。

香氣特徵

類似玫瑰本身的香氣，甜美、華麗而濃厚。香氣較強，持續時間也長。

主要作用

鎮靜、振奮精神、抗憂鬱、強身、催情、收斂、抗發炎、抗痙攣、促進上皮新生、通經

適用症狀

不安、憂鬱、經前症候群、更年期障礙、生理痛、生理不順、肌膚保養、身體發冷

Data

學名
Rosa damascena
科名
薔薇科
萃取部位
花
萃取方法
揮發性有機溶劑萃取法
精油主要成分
香茅醇、香葉醇、芳樟醇、丁香酚、苯乙醇
使用注意事項
懷孕初期須避免大量使用。

花梨木 Rosewood

產於南美熱帶地區的常綠樹，香味與玫瑰相似。具有鎮靜及活化精神的效果，可緩和沮喪的情緒，注入活力。常用於肌膚保養。在以適當方式使用的前提下，屬於安全性特別高的精油。此外，花梨木精油還有優良的抗病毒與抗菌效果，可有效緩和感冒的各種症狀。同時可改善肌肉緊繃，緩解僵硬造成的頭痛。

香氣特徵

略帶辛辣的木質調輕柔香氣。含有玫瑰般的香甜。

主要作用

鎮靜、抗憂鬱、強身、抗菌、抗病毒、抗發炎、催情、鎮痛、恢復肌膚彈力

適用症狀

不安、憂鬱、肩頸痠痛、緊張型頭痛、皮膚粗糙

Data

學名
Aniba rosaeodora
科名
樟科
萃取部位
枝幹
萃取方法
水蒸氣蒸餾法
精油主要成分
芳樟醇、α-松油烯醇、香葉醇、檸檬烯

桉油醇迷迭香 *Rosemary cineol*

桉油醇迷迭香是料理中常用的香料，香味清爽，具有極佳的提神效果，可減輕睡意與無精打采，提高注意力與記憶力，適合在早上賴床時使用。有抗發炎作用，可緩解肌肉痠痛與關節痛。同時還有溶解黏液的效果，可改善咳痰與鼻塞等症狀。

香氣特徵

類似樟腦的酸味與清爽，香氣清新。

主要作用

化痰、抗發炎、抗病毒、抗菌、提神、強心、鎮痛、溶解黏液

適用症狀

感冒、咳嗽、喉嚨痛、鼻塞、噁心反胃、直立不耐症、神經疲勞、睡意、不安、肌肉痠痛、關節痛、腰痛、肩頸痠痛

Data

學名

Rosmarinus officinalis

L.var.cineole

科名

唇形科

萃取部位

葉

萃取方法

水蒸氣蒸餾法

精油主要成分

桉葉油醇、α-蒎烯、樟腦、β-石竹烯、檸檬烯、月桂烯、龍腦、乙酸龍腦酯

使用注意事項

桉油醇可能會對皮膚造成刺激，膚質敏感者使用時須特別注意。孕婦及嬰幼兒須避免使用。

馬鞭草酮迷迭香 *Rosemary verbenone*

原產於地中海沿岸，自古就有「回春妙藥」的美稱，是當地人民熟悉的草藥。馬鞭草酮有溶解脂肪、促進膽汁分泌的效果，適用於預防肥胖、糖尿病等生活習慣病。也用於抗老美容，保持肌膚彈性及預防皺紋。與桉油醇迷迭香相比，帶有森林香氣的 α-蒎烯含量更高。

香氣特徵

比桉油醇迷迭香更純淨，帶有清涼感。

主要作用

化痰、溶解脂肪、促進膽汁分泌、提神、強心、去淤滯

適用症狀

抗憂鬱、神經疲勞、噁心反胃、身體發冷、水腫、皮膚粗糙、肥胖

Data

學名

Rosmarinus officinalis

L.var.verbenone

科名

唇形科

萃取部位

整株

萃取方法

水蒸氣蒸餾法

精油主要成分

α-蒎烯、莰烯、馬鞭草酮、樟腦、龍腦、桉葉油醇、乙酸龍腦酯

使用注意事項

酮類含量豐富，孕婦、癲癇患者及嬰幼兒須避免使用。

朝鮮薊 Artichoke

具有促進膽汁分泌的作用，可幫助人體保護肝臟，緩和油膩食物帶來的胃部不適。據說對高血脂、糖尿病患者也有幫助。特徵是帶有草木的香氣及微微苦味。食用部位為花苞中心。對菊科過敏者須特別注意。患有膽囊疾病者，使用前請先洽詢醫師。

主要作用

改善肝功能、促進分泌膽汁

適用症狀

肉類消化不良、預防膽固醇上升、脂肪肝

Data

學名
Cynara scolymus

科名／使用部位
菊科／葉、根

別名
菜薊、洋薊

主要有效成分
咖啡酸衍生物（洋薊素、綠原酸）、類黃酮苷（洋薊糖苷）、蒲公英甾醇

銀杏 Ginkgo

具有促進微血管循環，預防血栓的作用。可有效改善動脈硬化引發的頭痛、耳鳴、頭暈、手腳冰冷等症狀。據說也可改善記憶力與喪失熱情。是相當於藥品的植物。自行煎服銀杏葉有其風險，須服用精製過的萃取物。若原本已有服藥，請事先向醫師洽詢。

主要作用

擴張血管、預防血栓、抗氧化、抗憂鬱

適用症狀

動脈硬化引發的頭痛、耳鳴、更年期障礙、頭暈、手腳冰冷、憂鬱

Data

學名
Ginkgo biloba

科名／使用部位
銀杏科／葉

別名
白果樹、公孫樹

主要有效成分
烯帖內酯（銀杏內酯A、B、C、J、白果內酯）、類黃酮苷（山柰酚、槲皮素）

薑黃 Turmeric

是改善肝功能的名藥，市面上也有保健食品販售。用於製作咖哩等香料。大量服用會刺激胃黏膜，可能引起噁心反胃。中藥將其用於改善生理痛及瘀血引起的疼痛。急性肝臟及膽囊疾病患者不可服用。

主要作用

促進分泌膽汁、促進消化、改善瘀血

適用症狀

肉類消化不良、膽汁淤滯型肝功能障礙、生理痛

Data

學名
Curcuma longa

科名／使用部位
薑科／根莖

別名
寶鼎香

主要有效成分
薑黃素、精油

紫錐菊 Echinacea

有極佳的抗病毒作用、抗菌作用及活化免疫作用，對感冒、單純皰疹及膀胱炎均可發揮效果。同時具有抗過敏作用，用於緩解花粉症。大量服用可能導致發燒、噁心反胃或腹瀉，須少量服用。對菊科植物過敏者須特別注意。

主要作用

活化免疫、抗發炎、抗菌、抗病毒、抗過敏

適用症狀

感冒前兆、單純皰疹、膀胱炎、咽喉炎、花粉症

Data

學名
Echinacea purpurea

科名／使用部位
菊科／地上部位、根

別名
紫錐花、紫松果菊

主要有效成分
多醣（岩藻木葡聚糖、酸性阿拉伯半乳聚醣）、咖啡酸衍生物（菊苣酸、紫錐菊苷）

接骨木 Elder

帶有麝香葡萄的香氣。有「平民藥箱」的美稱。具有極佳的保溫作用，可促進流汗，緩解感冒等疾病帶來的發冷症狀。此外，還有抗發炎效果，可改善喉嚨腫痛，適合出現感冒前兆時服用。對異位性皮膚炎等過敏性發炎也有緩解效果。

主要作用

保溫、發汗、退燒、化痰、抗發炎、抗病毒

適用症狀

感冒前兆、異位性皮膚炎、花粉症、身體發冷、咳嗽、喉嚨痛

Data

學名
Sambucus nigra

科名／使用部位
忍冬科／花、成熟果實

別名
續骨草

主要有效成分
類黃酮（槲皮素、蘆丁）、咖啡酸衍生物、三萜類

橙花 Orange Flower

橙花是苦橙的花，也是橙花精油的原料。在中國多用於調配糖尿病患者飲用的茶水。可緩解焦躁、壓力與不安，具有極佳的安眠效果。此外，還可改善壓力造成的胃痛及食慾不振。

主要作用

鎮靜、健胃、強身

適用症狀

憂鬱、焦躁、精神不安、食慾不振、失眠、經前症候群、更年期障礙、功能性胃腸障礙

Data

學名
Citrus aurantium

科名／使用部位
芸香科／花

主要有效成分
精油（芳樟醇、乙酸芳樟酯）、類黃酮等

洋甘菊 Chamomile

洋甘菊有幾種不同的品種，藥用品種為德國洋甘菊與羅馬洋甘菊，兩者性質與用途大致相同。有「萬能藥草」的美稱，藥效極佳且風味怡人，易於飲用。特徵是具有極佳的穩定精神效果及母菊天藍烴含有的抗發炎、黏膜保護作用。羅馬洋甘菊主要用於放鬆，其他症狀建議使用德國洋甘菊。

主要作用

鎮靜、助眠、抗發炎、抗過敏、鎮痛、抗痙攣、保護黏膜、保溫、發汗、退燒、抗菌、抗病毒

適用症狀

不安、精神緊張、失眠、憂鬱、緊張型頭痛、感冒、直立不耐症、眼睛疲勞、嘴破、異位性皮膚炎、胃炎、大腸激躁症、生理痛、經前症候群、更年期障礙、身體發冷、氣喘、腰痛、肩頸痠痛

Data

學名
Matricaria recutita（德國洋甘菊）
Anthemis nobilis（羅馬洋甘菊）

科名／使用部位
菊科／花

別名
黃春菊、黃金菊

主要有效成分
精油（母菊天藍烴、沒藥醇）、類黃酮（芹菜素）、黏液質

小豆蔻 Cardamon

有「香料界女王」之稱，特徵是類似咖哩的辛辣香氣與接近薑的清涼感。能夠活化胃腸運作，緩解噁心反胃感。暴飲暴食導致脹氣時，服用小荳蔻可幫助消化。對口臭也有改善的功效。

主要作用

健胃、止吐、鎮痛

適用症狀

食慾不振、消化不良、噁心反胃、腹痛、口臭

Data

學名
Elettaria Cardamomun

科名／使用部位
薑科／果實

別名
綠荳蔻

主要有效成分
精油（萜烯、萜品醇、桉油醇）、類黃酮、多醣類

金盞花 Calendula

菊科的藥用植物 。苦味較強，多用於製作酊劑或外用藥。含有豐富的類胡蘿蔔素，具有極佳的抗發炎、抗氧化作用。外用藥可用於保養傷口、濕疹、乾燥肌膚。內服除了可保護胃黏膜，也是自古常用的生理痛及生理不順藥物。

主要作用

抗發炎、促進肉芽新生、殺菌、促進分泌膽汁、抗氧化、保護黏膜

適用症狀

外用：異位性皮膚炎等皮膚炎、肌膚乾燥、濕疹、痔瘡
內服：肌膚乾燥、胃炎、胃潰瘍、生理痛、生理不順

Data

學名
Calendula offcinalis

科名／使用部位
菊科／花

別名
金盞菊、長春花

主要有效成分
類胡蘿蔔素（葉黃素、茄紅素）、類黃酮（槲皮素）、蒲公英甾醇、苦味物質、多醣類、精油

蔓越莓 Cranberry

酸味與苦味較強，一般以果汁、果醬或保健食品的方式攝取。可有效預防尿道炎、膀胱炎等尿路感染，但必須持續服用。原花青素是一種多酚，具有極佳的抗氧化作用，預防動脈硬化與美肌效果值得期待。

主要作用

預防尿道感染、抗氧化

適用症狀

反覆發作的膀胱炎、高血壓、高血脂

Data

學名
Vaccinium macrocarpon

科名／使用部位
杜鵑花科／果實

別名
小紅莓

主要有效成分
有機酸（奎尼酸）、原花青素

丁香 Clove

因可改善牙痛而廣為人知。精油含有高濃度的苯酚，具有極佳的抗菌及鎮痛效果。用於肉類料理或製作香料熱紅酒（加入丁香、肉桂、橙皮等加熱的紅葡萄酒）。也適合食慾不振時服用。

主要作用

抗菌、鎮痛、表皮麻醉、健胃

適用症狀

牙痛、牙齦炎、食慾不振

Data

學名
Syzygium aromaticum

科名／使用部位
桃金孃科／花苞

別名
百結

主要有效成分
精油（丁香酚、β-石竹烯）、類黃酮

金印草 Golden seal

苦味較強，一般多服用保健食品。具有極佳的抗發炎、抗菌作用，可有效改善感冒及細菌傳染病。有感冒前兆時，可與紫錐菊一起服用。對腸道黏膜有收斂作用，可有效緩解感冒或食物中毒造成的急性腹瀉。具有收縮子宮的作用，孕婦須避免使用。高血壓患者也應盡量避免使用。

主要作用

活化免疫、抗發炎、抗菌、止瀉、止血

適用症狀

感冒、急性腹瀉、月經淋漓不盡

Data

學名
Hydrastis canadensis

科名／使用部位
毛茛科／根、根莖

別名
白毛茛、北美黃蓮

主要有效成分
生物鹼（北美黃連鹼、小蘗鹼）

芫荽 Coriander

芫荽是亞洲料理不可或缺的香料。特徵是帶有檸檬與鼠尾草般的香氣。種子含有豐富的 d- 芳樟醇，具有刺激大腦的作用，可改善睏意及疲倦。此外，還可促進胃腸蠕動，改善脹氣與消化不良。

Data

學名

Coriandrum sativum

科名／使用部位

繖形花科／葉、莖、根、種子

別名

胡荽、香荽、香菜

主要有效成分

精油（d- 芳樟醇、樟腦、α - 蒎烯）

主要作用

增進食慾、促進消化、消脹氣、提神、抗疲勞

適用症狀

食慾不振、脹氣、口臭、倦怠感

車前子 Psyllium

種子皮內含有豐富的黏液質，吸水後會膨脹，能軟化乾硬的大便。同時也能吸收腸道內多餘的水分，可改善腹瀉。服用 1 湯匙的種子（或保健食品）須搭配大量水分。注意不可用於年齡增加或運動不足導致的遲緩性便秘，也不可用於腸阻塞。

Data

學名

Plantago psyllium

科名／使用部位

車前草科／種子、種子皮

別名

車輪菜、牛遺

主要有效成分

黏液質（以木糖為主的多醣類）

主要作用

促排便、止瀉、抑制吸收膽固醇、延緩血糖上升

適用症狀

便秘、大腸激躁症引發之腹瀉、高血脂、糖尿病、幫助瘦身減重

紫蘇 Shiso

紫蘇是大眾熟悉的日式料理香料，特徵是香味柔和清爽。具有抗菌、抗發炎的效果，適合有感冒前兆時使用。可有效預防食物中毒，有止吐效果，可改善孕吐。紫蘇種子榨出的油含有多元不飽和脂肪酸 α - 亞麻酸，具有極佳的抗氧化、抗過敏作用，可緩解皮膚病帶來的搔癢及花粉症等症狀。

Data

學名

Perilla frutescens viridis

科名／使用部位

唇形科／葉、花穗、種子

主要有效成分

葉：精油（紫蘇醛、α - 蒎烯）

種子油：α - 亞麻酸

主要作用

抗菌、發汗、抗發炎、止吐、抗氧化、抗發炎

適用症狀

感冒、噁心反胃、孕吐、食慾不振、異位性皮膚炎、花粉症、高血脂

薑 Ginger

是大眾熟悉的料理用香辛料，含有的辣味成分薑醇及薑酚具有促進唾液分泌，幫助消化吸收的效果。同時具有暖身作用，對感冒時的畏寒與突如其來的發冷可立即發揮效果。具有極佳的止吐功效，可有效改善孕吐與暈車、暈船。

主要作用

保溫、發汗、止吐、促進消化、健胃、抗發炎、抗菌

適用症狀

感冒、退燒、急性胃炎、噁心反胃、孕吐、暈車暈船、身體發冷、腰痛、肩頸痠痛

Data

學名
Zingiber officinale

科名／使用部位
薑科／根莖

別名
生薑、薑仔

主要有效成分
辣味成分（薑醇、薑酚、薑酮）、精油（薑萜、α-薑黃烯）

鼠尾草 Sage

自古就有「長壽草」的美稱，是大眾熟悉的草藥。具有極佳的抗菌效果，可有效對抗感冒、嘴破及牙齦炎。建議用較濃的鼠尾草茶水漱口。含有類似女性荷爾蒙的物質，可緩和更年期的盜汗。不過，持續使用不可超過1～2週。因側柏酮具有神經毒性，不可大量或長期使用。

主要作用

抗菌、抗病毒、收斂、止汗、類雌激素

適用症狀

感冒、扁桃腺炎、嘴破、更年期障礙導致的多汗、經前症候群

Data

學名
Salvia officinalis

科名／使用部位
唇形科／葉

別名
洋蘇葉

主要有效成分
精油（桉油醇、龍腦、芳樟醇、樟腦、側柏酮）、酚酸、鼠尾草酸

聖約翰草 St.John's wort

有天然抗憂鬱藥物之稱的草本植物。效果相當於輕度抗憂鬱藥物，但憂鬱症無法只靠保養治好，必須先接受診療。聖約翰草浸泡油有抗發炎效果，也用於治療肌肉痠痛與跌打損傷。但正在服用醫師處方藥的人不宜使用。

主要作用

抗憂鬱、抗發炎、鎮痛

適用症狀

憂鬱、憂鬱引發的失眠、肌肉痠痛、跌打損傷

Data

學名
Hypericum perforatum

科名／使用部位
金絲桃科／開花時的地上部位

別名
貫葉連翹、貫葉金絲桃

主要有效成分
貫葉連翹素、金絲桃素、類黃酮、單寧

大豆 Soy bean

是大眾熟悉的豆腐與納豆的原料，大豆異黃酮具有類似雌激素的作用，可有效改善更年期障礙帶來的熱潮紅。據説可有效預防女性停經後的膽固醇上升、骨質密度降低及乳癌、前列腺癌。

主要作用

類雌激素、抗氧化、降膽固醇、抗癌

適用症狀

更年期障礙、高血脂、骨骼疏鬆症

Data

學名

Glycine max Merr

科名／使用部位

豆科／種子

別名

黃豆

主要有效成分

大豆異黃酮苷（大豆苷、金雀異黃酮、甘草素）、大豆皂苷

百里香 Thyme

多種料理都有使用的香料，也是西洋燉煮料理用的法式香草束不可或缺的材料。具有極佳的抗菌、抗病毒作用，對來自口鼻的感冒有絕佳的預防效果。可緩解久咳、咳痰及喉嚨痛。多以漱口或蒸氣吸入的方式使用。

主要作用

抗菌、抗病毒、止咳、化痰、支氣管鎮痛

適用症狀

感冒、支氣管炎、異位性皮膚炎

Data

學名

Thymus vulgaris

科名／使用部位

唇形科／地上部位

別名

麝香草

主要有效成分

精油（苯酚、百里酚、香芹酚）、單寧、類黃酮

蒲公英 Dandelion

根部煎焙後帶有咖啡的風味，也稱為「蒲公英咖啡」，是大眾熟悉的飲品。具有極佳的利尿及促排便作用，可促進尿液與大便順暢排出。同時還具有促進分泌膽汁、抗發炎及抗菌效果。膽道發炎或閉鎖患者及腸閉塞患者須避免服用。

主要作用

利尿、促排便、促進分泌膽汁、促進肉類消化、抗發炎、抗菌

適用症狀

水腫、排尿困難、反覆發作的膀胱炎、肉類消化不良、肝功能障礙、便秘、青春痘、異位性皮膚炎、濕疹、噁心反胃、身體發冷

Data

學名

Taraxacum officinale

科名／使用部位

菊科／全株

別名

蒲公草、黃花地丁

主要有效成分

苦味物質（蒲公英苷）、鉀、菊糖、葉黃素、類胡蘿蔔素

茶 Tea

也就是茶葉。一般多飲用綠茶、紅茶、烏龍茶等茶飲。有時也會在料理中使用茶葉。兒茶素具有抗菌、鎮痛效果，可有效改善感冒前兆症狀。此外還具有抗氧化作用，可預防動脈硬化。但大量攝取可能引發噁心反胃、頻尿及失眠。

主要作用

抗氧化、抗菌、降血壓、鎮痛、利尿、降血糖、抗癌

適用症狀

感冒前兆、高血壓、咳嗽、喉嚨痛、氣喘

Data

學名
Camellia sinensis
科名／使用部位
山茶科／葉
別名
茶葉、綠茶、烏龍茶
主要有效成分
兒茶素、胺基酸（茶氨酸）、生物鹼（咖啡因）

當歸 Chinese angelica

泡成茶會帶有些許苦味，但風味怡人。是漢方藥物，屬於婦科疾病常用藥物之一。用於調理生理不順、生理痛及子宮內膜異位、更年期障礙等女性特有疾病，安全性頗高。

主要作用

抑制子宮收縮、抗發炎、鎮痛、抑制血液凝結、活化免疫、抗癌

適用症狀

生理痛、生理不順、更年期障礙、經前症候群、身體發冷

Data

學名
Angelica sinensis Diels
科名／使用部位
繖形花科／根
別名
秦歸、雲歸
主要有效成分
苯酞（藁本內酯）、多醣（果膠性阿拉伯半乳聚醣）

肉荳蔻 Nutmeg

多當成香料用於增添料理風味。具有暖身的作用，對體寒造成的腹瀉特別有效，但不可用於傳染病引發的急性腹瀉。大量服用可能導致神經系統症狀，須特別注意。

主要作用

止吐、消脹氣、收斂、保濕

適用症狀

慢性腹瀉（尤其是因寒冷引發的腹瀉）、功能性胃腸障礙

Data

學名
Myristica fragrans
科名／使用部位
肉荳蔻科／種子
別名
肉蔻
主要有效成分
精油（丁香酚、異丁香酚）

人參 Ginseng

市面上販售的多是加入人參精華的濃縮膏或以乾燥人參釀的人參酒。是漢方醫學中用於治療食慾不振及恢復疲勞的基本藥品之一。同時具有改善體力的效果。具有調整中樞神經及免疫系統的作用，但大量服用可能會導致亢奮、失眠、血壓上升等副作用，須特別注意。

主要作用

抗壓力、抗疲勞、活化免疫、鎮靜、擴張血管

適用症狀

慢性疲勞、憂鬱、免疫低下、食慾不振、更年期障礙、身體發冷

Data

學名
Panax ginseng C.A.Meyer

科名／使用部位
五加科／根

別名
朝鮮參、高麗參

主要有效成分
皂素（各種人參皂苷）

大蒜 Garlic

多用於增添料理風味，具有極佳的抗菌、抗發炎作用，常用於預防及治療感冒。此外，也是頗受好評的防癌及預防動脈硬化保健食品。安全性頗高，但有些人食用生大蒜會引發反胃或胃痛。

主要作用

抗發炎、抗菌、抗病毒、降血壓、降膽固醇、預防血栓、抗癌

適用症狀

感冒、細菌傳染病、高血壓、高血脂

Data

學名
Alliun sativum

科名／使用部位
百合科／鱗莖

別名
蒜頭、胡蒜

主要有效成分
含硫化合物（蒜胺酸因蒜胺酸酶轉化為大蒜素、二烯丙基二硫等物質）

蕁麻 Nettle

是知名的利尿植物，可有效改善黏膜及皮膚水腫。是備受矚目的抗花粉症藥草，也用於治療蕁麻疹。具有促進尿酸排出的作用，對痛風也有效果。但心臟或腎臟功能低下導致的浮腫不宜服用。

主要作用

利尿、抗發炎

適用症狀

水腫、排尿困難、反覆發作的膀胱炎、花粉症、痛風、蕁麻疹、異位性皮膚炎、幫助瘦身

Data

學名
Urtica dilica

科名／使用部位
蕁麻科／嫩葉、根

別名
異株蕁麻

主要有效成分
類黃酮（槲皮素、山柰酚、鼠李素及鼠李糖苷）、氧化矽、鉀、鐵、胺類

洛神 Hibiscus

特徵是泡出的茶水呈鮮紅色，略帶酸味，風味清爽。搭配玫瑰果一起泡茶，因具有豐富的檸檬酸與維他命C，可幫助恢復疲勞、增進食慾。推薦在夏天食慾不振時飲用。

主要作用

健胃、強身

適用症狀

肌肉疲勞、眼睛疲勞、夏季熱病、肌膚保養

Data

學名
Hibiscus sabdariffa

科名／使用部位
錦葵科／花

別名
洛花

主要有效成分
檸檬酸、木槿花酸、花青素、黏液質

羅勒 Basil

大眾熟悉的義大利料理常用香料，有「草藥之王」的美稱。在印度傳統的阿育吠陀醫學中，是十分重要的草藥，除了當成強身藥使用，也用於治療感冒。主要成分草蒿腦若大量攝取有致癌疑慮，但一般使用量並無問題。

主要作用

抗憂鬱、強身、恢復疲勞、抗菌

適用症狀

慢性疲勞、有氣無力、食慾不振、感冒

Data

學名
Ocimum basilicum

科名／使用部位
唇形科／葉、花

別名
甜羅勒

主要有效成分
精油（草蒿腦、d-芳樟醇、丁香酚）、單寧、樟腦

西番蓮 Passion flower

有「天然安定劑」之稱的花草。可緩解不安與緊張，幫助睡眠的效果絕佳。可有效改善壓力與緊張引發的不適，舒緩腹痛、頭痛、心悸及肩頸痠痛。沒有副作用，可放心使用。

主要作用

鎮靜、催眠、抗痙攣、鎮痛

適用症狀

自律神經失調、身心症、不安、緊張、焦躁、憂鬱、失眠、大腸激躁症、偏頭痛、高血壓、更年期障礙

Data

學名
Passiflora incarnata

科名／使用部位
西番蓮科／地上部位

別名
西番果、時計果

主要有效成分
類黃酮（蔓荊素、金黃酮、苯甲香豆醇、繖形酮、芹菜素）、生物鹼（哈爾滿鹼）、麥芽酚

纈草 Valerian

有天然安眠藥之稱，能提高腦內的 γ-胺基丁酸（胺基酸的一種）效能，不過，多需要2～4週才會出現安眠效果，須持續飲用。對不安與焦躁也有緩解效果，安全性高，但可能導致反射神經遲鈍，如有開車等需求須多注意。大量服用可能引發頭痛或心悸。

主要作用

催眠、鎮靜

適用症狀

失眠、不安、焦躁、大腸激躁症引發的腹痛、偏頭痛

Data

學名
Valeriana officinalis

科名／使用部位
敗醬科／根

別名
鹿子草、甘松、穿心排草

主要有效成分
倍半萜類（纈草烯酸、乙醯基纈草烯酸）

山桑子 Bilberry

山桑子是食用藍莓的野生種，一般多由果醬或保健食品攝取。含有豐富的花青素。花青素屬於多酚，保護眼睛及提升視力的效果備受矚目。同時具有抗氧化作用，可幫助預防生活習慣病。

主要作用

抗氧化、改善視功能、預防血栓

適用症狀

眼睛疲勞、高血壓、高血脂、改善視力

Data

學名
Vaccinium myrtillus

科名／使用部位
杜鵑花科／果實

別名
藍莓

主要有效成分
花青素（5種花青素基結合3種醣類，共有15種花青苷）

小白菊 Feverfew

小白菊可有效緩解太陽穴抽痛的偏頭痛。推測是因其成分可抑制引發疼痛的血清素與前列腺素。若直接服用其枝葉，會導致嘴破，因此通常以保健食品的方式服用。孕婦及正在服用預防血栓藥物者不可使用。對菊科植物過敏者也須特別注意。

主要作用

鎮痛

適用症狀

偏頭痛

Data

學名
Tanacetum parthenium

科名／使用部位
菊科／葉

別名
鈕扣菊

主要有效成分
倍半萜類（小白菊內酯）

茴香 Fennel

可調整胃腸蠕動，改善腹痛與脹氣。加入洋甘菊一起調配，可用於緩解幼兒臍腹痛。同時也有促進母乳分泌的功效。有效成分草蒿腦大量攝取會引發致癌風險，但一般使用量並無問題。

主要作用

抗痙攣、消脹氣、止吐、化痰、利尿、發汗、增進食慾、強身

適用症狀

功能性胃腸障礙、胃炎、大腸激躁症、食慾不振、感冒、經前症候群、水腫、咳嗽、喉嚨痛

Data

學名
Foeniculum vulgare

科名／使用部位
繖形花科／果實

別名
小茴香、香絲菜

主要有效成分
精油（茴香腦、草蒿腦）、類黃酮（蘆丁）

亞麻 Flax

亞麻子與車前子相同，含有豐富的黏液質，吸水即會膨脹，可有效改善乾硬型便秘。亞麻子油含有抗氧化功能優異的 α-亞麻酸，其含量比紫蘇油更豐富。亞麻子與車前子相同，不可用於年齡增長或運動不足引發的遲緩性便秘。腸阻塞患者也不宜使用。

主要作用

亞麻子：促排便、止瀉、抑制膽固醇吸收、延緩血糖上升
亞麻子油：抗發炎、抗氧化、抗過敏

適用症狀

亞麻子：便秘、大腸激躁症引發之腹瀉、高血脂、糖尿病、幫助瘦身
亞麻子油：異位性皮膚炎、花粉症、高血脂

Data

學名
Linum usitatissimum

科名／使用部位
亞麻科／種子、種子油

別名
胡麻

主要有效成分
亞麻子：黏液質

亞麻子油：α-亞麻酸

瑪卡 Maca

原產於秘魯的植物，與蕪菁類似。市面販售的產品多為加入萃取液的酒、飲料或保健食品。對生理不順、不孕、更年期障礙等婦科問題及男性性功能均有改善功效。也可幫助恢復疲勞、緩解身體發冷等症狀。

主要作用

抗疲勞、改善性功能、擴張血管

適用症狀

體力過低、生理不順、更年期障礙、不孕、身體發冷

Data

學名
Lepidium meyenii Walp

科名／使用部位
十字花科／根

主要有效成分
硫化葡萄糖苷（芥子油苷）、皂素、類固醇、生物鹼、胺基酸

水飛薊 Milk thistle

在德國當成醫療藥品使用，日本多以保健食品的方式販售。成分中的水飛薊素具有保護及修復肝臟的效果。不過，有些人在服用初期會有軟便的副作用，服用時須注意身體狀況。

主要作用

改善肝功能

適用症狀

酒精性肝功能障礙、脂肪肝

Data

學名
Silybum marianum

科名／使用部位
菊科／種子

別名
奶薊、水飛雉

主要有效成分
水飛薊素（含有黃酮木酯素水飛薊賓、水飛薊亭、水飛薊寧的抽出物）

薄荷 Spearmint

特徵是帶有清涼感的香氣。據説全世界大約有200 種薄荷，其中以胡椒薄荷與綠薄荷為主。薄荷具有調節消化道蠕動的效果，可改善噁心反胃、脹氣與腹痛。鼻炎或感冒時，也可用薄荷改善鼻塞。提神效果佳，可緩解疲勞感與呼吸不暢。

主要作用

鎮痛、止吐、消脹氣、提神

適用症狀

胃炎、功能性胃腸障礙、大腸激躁症、噁心反胃、食慾不振、便秘、感冒、口臭、眼睛疲勞、花粉症、精神疲勞

Data

學名
Mentha piperita

科名／使用部位
唇形科／地上部位

別名
仁丹草

主要有效成分
精油（薄荷醇）、單寧、類黃酮（芹菜素、木犀草素）

歐蓍草 Yarrow

具有與德國洋甘菊相似的成分與功效。擁有極佳的抗發炎作用，自古就用於治療傷口與皮膚炎。有發汗、擴張血管的效果，可促進血液循環，緩解感冒初期症狀。對菊科植物過敏者須特別注意。

主要作用

抗發炎、發汗、鎮痛、抗痙攣、擴張血管

適用症狀

感冒、胃炎、功能性胃腸障礙、高血壓

Data

學名
Achillea millefolium

科名／使用部位
菊科／地上部位，主要是花

別名
千葉蓍

主要有效成分
精油（母菊天藍烴）、類黃酮（芹菜素、木犀草素）

覆盆子葉 Raspberry leaf

具有放鬆子宮及骨盆週邊肌肉的作用，有「安產草藥」之稱。在預產期前6～8週開始飲用覆盆子葉茶，可幫助安產。也建議在分娩時飲用，補充水分。此外，還有促進母乳分泌、緩和生理痛的功效。

主要作用

放鬆子宮肌肉

適用症狀

分娩、促進母乳分泌、生理痛

Data

學名
Rubus idaeus

科名／使用部位
薔薇科／葉

別名
樹莓、覆盆莓

主要有效成分
類黃酮苷（黃烷酮）、單寧（土耳其鞣酸）、維他命B群及C、礦物質（鐵、鈣）、果膠等

洋甘草 Licorice

甜味是砂糖的150～300倍，也用來當減重用的甜味劑。作用類似腎上腺皮質分泌的抗壓力荷爾蒙，可修復壓力、過敏及傳染病造成的傷害。同時具有緩和肌肉痙攣的效果。但若長期大量使用，可能引發低血鉀症與血壓上升。

主要作用

抗痙攣、護肝、化痰、抗發炎、抗過敏、抗病毒、活化免疫、保護胃黏膜

適用症狀

胃炎、胃潰瘍、功能性胃腸障礙、大腸激躁症、生理痛、肝功能障礙、異位性皮膚炎、感冒、喉嚨痛、肩頸痠痛

Data

學名
Glycyrrhiza glabra

科名／使用部位
豆科／根

別名
歐甘草

主要有效成分
甘草素、類黃酮

椴花 Linden

帶有優雅的甜美香氣。具有極佳的鎮靜效果，可緩解緊張，平靜高亢的情緒。也具有擴張血管、保溫及發汗作用，可預防感冒、身體發冷與血壓上升。可改善緊張造成的肩頸痠痛及緊張性頭痛。

主要作用

鎮靜、擴張血管、保溫、發汗、退燒、抗痙攣

適用症狀

不安、焦躁、失眠、憂鬱、感冒、高血壓、緊張型頭痛、肩頸痠痛、身體發冷

Data

學名
Tilia europaea

科名／使用部位
椴樹科／花、葉

別名
千層皮、青科椰

主要有效成分
類黃酮苷、精油（金合歡醇）、皂素黏液質物質

檸檬草 Lemongrass

東南亞料理不可或缺的檸檬風味香料。可幫助消化，健胃整腸，建議在食慾不振或暴飲暴食後飲用。具有安定精神的作用，適合在需提升注意力時使用。

主要作用

促進消化、抗菌、防蟲、提神

適用症狀

食慾不振、消化不良、脹氣、便秘、轉換心情

Data

學名
Cymbopogon citratus

科名／使用部位
禾本科／葉

別名
檸檬香茅、香茅

主要有效成分
精油（橙花醛、香葉醛、香葉醇）、類黃酮

檸檬馬鞭草 Lemon verbena

葉子帶有檸檬香，用於西洋餐桌上的洗指碗及釀醋，增添香氣。可緩解焦躁與緊張，幫助消化，適合在晚餐後拿來泡茶飲用。同時具有放鬆及提神兩種效果。

主要作用

鎮靜、抗菌、抗病毒、抗發炎、促進消化、增進食慾

適用症狀

焦躁、精神緊張、消化不良、花粉症、喉嚨痛

Data

學名
Aloysia triphylla

科名／使用部位
馬鞭草科／葉

別名
防臭木

主要有效成分
精油（香葉醛、橙花醛、檸檬烯等）、類黃酮

香蜂草 Lemon balm

香氣類似檸檬，帶有淡淡的甜香但沒有酸味，風味柔和。可緩解不安與悲傷情緒，帶來開朗好心情。也可改善壓力造成的頭痛與腹痛。花草內含有的精油量較少，建議少量購買，趁還有香氣時使用完畢。

主要作用

鎮靜、抗憂鬱、催眠、抗痙攣、消脹氣、抗菌

適用症狀

不安、焦躁、憂鬱、失眠、緊張型頭痛、大腸激躁症、感冒、經前症候群、更年期障礙

Data

學名
Melissa officinalis

科名／使用部位
唇形科／葉

別名
蜜蜂花

主要有效成分
精油（香葉醛、橙花醛、香茅醛）、迷迭香酸、綠原酸、咖啡酸

玫瑰 Rose

玫瑰花茶顏色鮮紅，風味怡人清爽。加入玫瑰果一起泡茶，是知名的養顏茶飲。具有鎮靜效果，可改善憂鬱及神經質。也適合經前症候群或有更年期症狀者飲用。

Data

學名
Rosa spp

科名／使用部位
薔薇科／花

別名
薔薇

主要有效成分
有機酸、單寧、精油（香茅醇、香葉醇、苯乙醇）

主要作用

鎮靜、抗憂鬱、收斂

適用症狀

不安、憂鬱、更年期各種症狀、經前症候群、生理不順、口臭、肌膚保養

玫瑰果 Rosehip

含豐富的維他命C，有「維他命C炸彈」之稱，常用於美容。適合在感冒發燒或皮膚炎時用來補充維他命C。富含膳食纖維（果膠），具有收斂作用，可緩解腹瀉與出汗過多。

Data

學名
Rosa canina

科名／使用部位
薔薇科／果實

主要有效成分
維他命C、類胡蘿蔔素（茄紅素、β-胡蘿蔔素）、類黃酮、果膠

主要作用

抗氧化、收斂、止瀉、抑制出汗

適用症狀

腹瀉、更年期流汗過多、經前症候群、肌膚保養

迷迭香 Rosemary

用於增添料理香氣、製作化妝水及軟膏等，用途廣泛。能促進消化，帶有振奮情緒的苦味。有報告指出迷迭香可保護腦細胞。也可緩解食慾不振、消化不良。

Data

學名
Rosmarinus offcinalis

科名／使用部位
唇形科／葉、花

別名
海洋之露、神聖之草

主要有效成分
精油（桉油醇、樟腦、α-蒎烯）、雙　類、迷迭香酸

主要作用

提神、強身、促進消化、抗氧化、抗發炎、抗菌、促進血液循環

適用症狀

內服：賴床、倦怠感、憂鬱、食慾不振、消化不良
外用：關節炎、身體發冷

為幫助讀者快速掌握效能，將各種精油按照適用症狀整理如下。
購買或使用時請參考下表。

生活習慣病			心理失調				女性症狀				其他			
瘦身	高血壓	菸癮	不安、緊張	焦躁	失眠	憂鬱	生理不順	經前症候	生理痛	更年期障礙	身體發冷	水腫	腰痛、肩頸痠痛	皮膚問題
	●		●			●		●		●				
			●		●				●		●		●	
			●		●									●
	●		●		●	●	●	●	●	●	●		●	●
	●		●		●	●	●	●	●	●			●	
●			●	●				●			●		●	
●				●	●			●		●	●	●		
	●		●	●	●							●		
	●	●	●	●		●						●		
			●	●	●	●	●	●	●	●				
●				●		●						●	●	
			●			●	●	●		●				●
				●		●								
														●
			●		●	●		●		●				●
				●		●								

精油功能速查表

不適症狀／適用精油	日常身體不適								過敏		
	緊張型頭痛	感冒	咳嗽、喉嚨痛	胃腸不適	噁心反胃	便秘	自律神經失調（直立不耐症）	眼睛疲勞	氣喘	花粉症	異位性皮膚炎
依蘭依蘭											
甜橙				●	●	●		●			
德國洋甘菊	●								●		●
羅馬洋甘菊	●							●			
快樂鼠尾草	●										
葡萄柚	●						●				
絲柏			●								
檀香（白檀）											
大西洋雪松		●	●								
茉莉											
杜松											
天竺葵											
沉香醇百里香		●	●								
茶樹		●	●				●		●	●	●
橙花（苦橙）											
歐洲赤松		●									

生活習慣病			心理失調				女性症狀				其他			
瘦身	高血壓	菸癮	不安、緊張	焦躁	失眠	憂鬱	生理不順	經前症候	生理痛	更年期障礙	身體發冷	水腫	腰痛、肩頸痠痛	皮膚問題
								●	●	●		●		
			●	●	●	●								
●													●	
	●		●	●	●	●								●
		●		●										
			●		●	●					●			
			●	●	●			●	●				●	
	●	●	●	●	●	●		●	●	●	●		●	●
		●		●									●	
				●							●		●	
			●	●	●	●								
			●			●	●	●		●	●			●
			●			●							●	●
		●	●										●	
●		●				●					●	●		

精油功能速查表

不適症狀／適用精油	日常身體不適								過敏		
	緊張型頭痛	感冒	咳嗽、喉嚨痛	胃腸不適	噁心反胃	便秘	自律神經失調（直立不耐症）	眼睛疲勞	氣喘	花粉症	異位性皮膚炎
茴香				●							
苦橙葉					●						
黑胡椒											
乳香			●						●		●
胡椒薄荷			●	●	●	●				●	
佛手柑											
甜馬鬱蘭	●	●									
藍膠尤加利		●	●						●	●	
薰衣草	●							●	●		●
檸檬	●	●			●		●				
檸檬草	●			●							
香蜂草	●										●
玫瑰											
花梨木	●										
桉油醇迷迭香		●	●		●		●				
馬鞭草酮迷迭香					●						

為幫助讀者快速掌握效能，將各種草本植物按照適用症狀整理如下。
購買或使用時請參考下表。

生活習慣病			心理失調				女性症狀				其他			
瘦身	高血壓	脂肪肝	不安、緊張	疲勞倦怠	失眠	憂鬱	生理不順	經前症候群	生理痛	更年期障礙	身體發冷	水腫	腰痛、肩頸痠痛	皮膚問題
		●												
						●				●	●			
		●							●					
														●
											●			●
			●		●	●		●		●				
			●		●	●		●	●	●	●		●	●
							●		●					
	●													
							●							
●														
											●		●	
				●				●		●				
					●	●								
										●				
●		●										●		●
	●													
				●			●	●	●	●	●			

草本植物功能速查表

不適症狀／適用精油	日常身體不適								過敏		
	緊張型頭痛	偏頭痛	感冒	咳嗽、喉嚨痛	胃腸不適	噁心反胃	便秘	腹瀉	氣喘	花粉症	異位性皮膚炎
朝鮮薊						●					
銀杏											
薑黃											
紫錐菊			●	●						●	
接骨木			●	●						●	●
橙花					●						
洋甘菊	●		●	●	●				●		●
小豆蔻					●	●					
金盞花					●						●
蔓越莓											
丁香					●						
金印草			●					●			
芫荽					●						
車前子							●	●			
紫蘇			●	●	●	●				●	●
薑			●		●	●					
鼠尾草			●	●							
聖約翰草											
大豆											
百里香			●	●					●		
蒲公英						●	●				●
茶			●	●					●		
當歸											
肉荳蔻					●			●			

生活習慣病			心理失調				女性症狀				其他			
瘦身	高血壓	脂肪肝	不安、緊張	疲勞倦怠	失眠	憂鬱	生理不順	經前症候群	生理痛	更年期障礙	身體發冷	水腫	腰痛、肩頸痠痛	皮膚問題
				●		●				●	●			
	●													
●												●		●
				●										●
				●										
	●		●		●	●				●				
			●		●									
	●													
								●				●		
●														
				●			●			●	●			
		●												
	●													
									●					
		●							●				●	
	●		●		●	●					●		●	
			●											
			●		●	●		●		●				
			●			●	●	●		●				●
								●		●				●
				●		●					●			

草本植物功能速查表

不適症狀／適用精油	日常身體不適								過敏		
	緊張型頭痛	偏頭痛	感冒	咳嗽、喉嚨痛	胃腸不適	噁心反胃	便秘	腹瀉	氣喘	花粉症	異位性皮膚炎
人參											
大蒜			●								
蕁麻										●	●
洛神											
羅勒			●		●						
西番蓮		●									
纈草		●									
山桑子（藍莓）											
小白菊		●									
茴香			●	●	●						
亞麻							●	●		●	●
瑪卡											
水飛薊											
薄荷			●		●	●	●			●	
歐蓍草			●		●						
覆盆子葉											
洋甘草			●	●	●						●
椴花	●		●								
檸檬草					●		●				
檸檬馬鞭草				●	●					●	
香蜂草	●		●								
玫瑰											
玫瑰果								●			
迷迭香					●						

基底油介紹

基底油是用於稀釋精油的材料，是由植物抽出的物質。精油易溶於油，因此將精油混入基底油中使用，可提高皮膚的吸收率。此外，基底油本身也具有藥效成分，可望與精油發揮相乘效果。

基底油有各種不同的種類，建議挑選適合自己膚質的產品。有些植物油雖適用於烹飪，但不適合用來保養肌膚。如要購買按摩油，建議前往芳療專門店家選購。

基底油介紹

葡萄籽油

原料是製造葡萄酒後剩下的葡萄籽，因此價格較便宜。含有抗氧化效果極佳的維他命E。觸感清爽順手，易於使用，適用於大範圍按摩。刺激度及黏度較低，敏感肌與油性肌也適合使用。能滋潤肌膚，有緊實效果。

〔適用膚質〕

敏感肌、油性肌

金盞花浸泡油

將金盞花加入植物油中浸泡，萃取其成分做成的浸泡油。呈較深的金黃色，含有豐富的類胡蘿蔔素及類黃酮，可幫助受傷的肌膚與黏膜再生。同時具有收斂作用，適用於預防及改善斑點及肌膚鬆弛。是美肌效果極佳的基底油。

〔適用膚質〕

敏感肌、乾燥肌、老化肌

基底油介紹

橄欖油

含有大量具有優異洗淨力的油酸。屬於黏性較高的油脂，適合與其他油混合使用。使用時請挑選肌膚保養用的產品，避免使用食用橄欖油。含有的角鯊烯是人體皮脂中也存在的成分，橄欖油可提升角鯊烯含量，因此具有較高的保濕效果。

〔適用膚質〕

乾燥肌、老化肌

荷荷巴油

北美原住民用來保護肌膚與頭髮，抵抗強烈日光與乾燥的保養油。不論哪一種膚質都可以輕鬆使用，也適用於保養頭髮。觸感清爽，滲透力佳，也可用於曬後或青春痘等發炎肌膚。在低溫環境會凝固，常溫環境才會恢復為液體。

〔適用膚質〕

所有膚質皆適用

茶花油

從日本傳統茶花萃取的油脂，又稱「山茶油」。自古就用來保養頭髮，能讓頭髮光澤動人、富有彈力，並預防頭皮屑及分岔。具有高度的保濕力與滲透效果，也可用於保養肌膚。富含油酸，氧化穩定度高，易於保存。

〔適用膚質〕

乾燥肌、老化肌

甜杏仁油

從古希臘時代就用於保養臉部，具有黏性，會緩緩滲透吸收。所有膚質都可使用，非常實用。具有抑制發炎及保濕的效果，適用於保養肌膚。需要幫嬰兒按摩時，選用甜杏仁油就可安心進行。

〔適用膚質〕

所有膚質皆適用

Index

以下為芳療、草本療法用語及適用症狀、問題介紹頁面索引，
請參閱查詢。

な (NA)

は (HA)

ま (MA)

さ (SA)

た (TA)

〔用語〕

あ (A)

か (KA)

〔症狀及問題〕

Index

〔參考資料〕

『専門医が教える　体にやさしいハーブ生活』《專科醫師教你對身體真正好的草本生活（暫譯）》橋口玲子著（幻冬舎）

『補完・代替医療　ハーブ療法』《補充及代替醫療 草本療法（暫譯）》橋口玲子著（金芳堂）

『補完・代替医療　メディカル・アロマセラピー』《補充及代替醫療 藥用芳香療法（暫譯）》今西二郎著（金芳堂）

『これ１冊できちんとわかるアロマテラピー』《1本就看懂的芳香療法（暫譯）》梅原亜也子著（マイナビ出版）

『１回で受かる！アロマテラピー検定１級・２級テキスト＆問題集』《1次就考上！芳香療法檢定1級＆2級測驗試題集（暫譯）》長谷川由美著（成美堂出版）

『アロマテラピーのための84の精油』《芳療使用的84種精油（暫譯）》ワンダー・セラー（汪妲・謝勒）著（フレグランスジャーナル社）

『アロマテラピー事典』《芳療事典（暫譯）》パトリシア・デービス（派翠西亞・戴維斯）著（フレグランスジャーナル社）

橋口玲子（Hashiguchi Reiko）

1954年生，東邦大學醫學院畢業。小兒科專科醫師、循環器官專科醫師、內科學會認證醫師、醫學博士。於神奈川縣南足柄市開設綠蔭診療所，在診療中實際運用漢方、精油、草本植物。

著有：《補完・代替医療　ハーブ療法》（金芳堂）、《橋口先生のおいしい漢方ごはん》（平凡社）、《専門医が教える　体にやさしいハーブ生活》（幻冬舍）、《40歳からの幸せダイエット》（講談社）、《どこでもできる！1分間疲れ回復法》（講談社＋α文庫）

STAFF

設計 ★ mogmog Inc.
攝影 ★ 中島聡美
插畫 ★ 小野寺美恵
執筆協力 ★ 宮北優子
編輯・構成 ★ 草野舞友、松本ひな子、川那部千穂
（株式会社スリーシーズン）
企劃 ★ 成田晴香
ＤＴＰ ★ 株式会社エストール

攝影協力

生活の木 ★ http://www.treeoflife.co.jp/

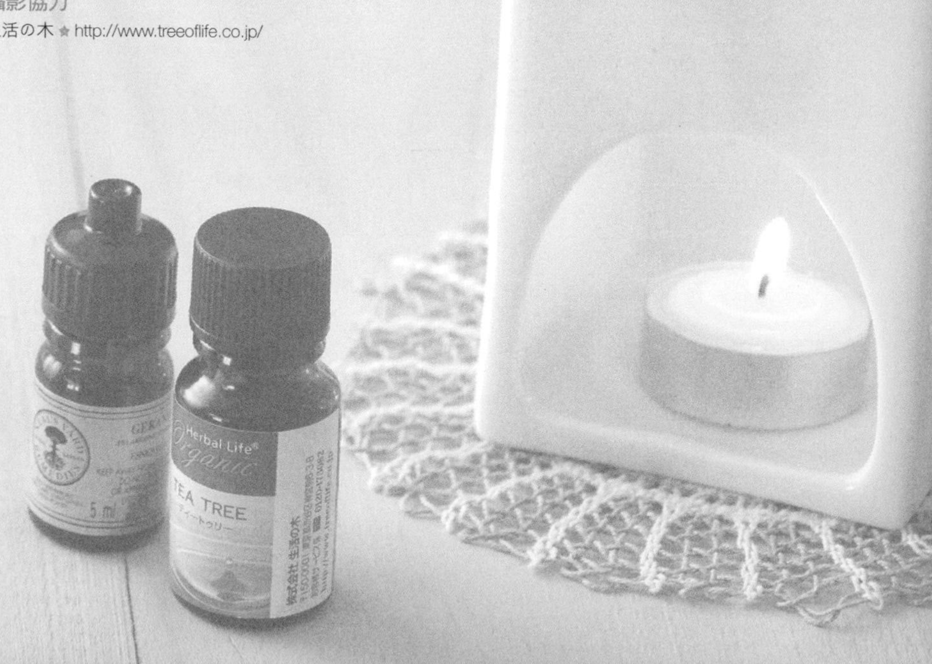